Domagk 1937–1951

Detlev Stummeyer

Domagk 1937–1951

Im Schatten des Nationalsozialismus

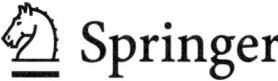

Detlev Stummeyer
Edingen-Neckarhausen
Deutschland

ISBN 978-3-662-61386-3   ISBN 978-3-662-61387-0 (eBook)
https://doi.org/10.1007/978-3-662-61387-0

Die Deutsche Nationalbibliothek verzeichnet diese Publikation in der Deutschen Nationalbibliografie; detaillierte bibliografische Daten sind im Internet über http://dnb.d-nb.de abrufbar.

© Springer-Verlag GmbH Deutschland, ein Teil von Springer Nature 2020
Das Werk einschließlich aller seiner Teile ist urheberrechtlich geschützt. Jede Verwertung, die nicht ausdrücklich vom Urheberrechtsgesetz zugelassen ist, bedarf der vorherigen Zustimmung des Verlags. Das gilt insbesondere für Vervielfältigungen, Bearbeitungen, Übersetzungen, Mikroverfilmungen und die Einspeicherung und Verarbeitung in elektronischen Systemen.
Die Wiedergabe von allgemein beschreibenden Bezeichnungen, Marken, Unternehmensnamen etc. in diesem Werk bedeutet nicht, dass diese frei durch jedermann benutzt werden dürfen. Die Berechtigung zur Benutzung unterliegt, auch ohne gesonderten Hinweis hierzu, den Regeln des Markenrechts. Die Rechte des jeweiligen Zeicheninhabers sind zu beachten.
Der Verlag, die Autoren und die Herausgeber gehen davon aus, dass die Angaben und Informationen in diesem Werk zum Zeitpunkt der Veröffentlichung vollständig und korrekt sind. Weder der Verlag, noch die Autoren oder die Herausgeber übernehmen, ausdrücklich oder implizit, Gewähr für den Inhalt des Werkes, etwaige Fehler oder Äußerungen. Der Verlag bleibt im Hinblick auf geografische Zuordnungen und Gebietsbezeichnungen in veröffentlichten Karten und Institutionsadressen neutral.

Planung/Lektorat: Renate Scheddin
Springer ist ein Imprint der eingetragenen Gesellschaft Springer-Verlag GmbH, DE und ist ein Teil von Springer Nature.
Die Anschrift der Gesellschaft ist: Heidelberger Platz 3, 14197 Berlin, Germany

Danksagung

Ursula Ferdinand, Berlin hat mir dankenswerterweise nicht ausgewertete Dokumente aus dem Universitäts-Archiv Münster Gerhard Domagk und Herbert Siegmund betreffend überlassen und damit alles Weitere angestoßen. Manfred Messerschmidt, Freiburg, der die historische Forschung um Paul Bosse fachkundig angeregt und gefördert hat, bin ich in herzlicher Dankbarkeit verbunden. Ohne Hans Hermann Pogarell vom Bayer-Archiv Leverkusen und ohne seinen Spürsinn wäre diese Arbeit nicht möglich gewesen. Einschließen in meinen Dank möchte ich die Mitarbeiter und Mitarbeiterinnen der verschiedenen Archive in Münster, Duisburg, Wiesbaden, Göttingen, Halle, Hannover, Berlin, Freiburg, München, Greifswald, Hamburg und Frankfurt sowie Washington DC und Stockholm, mit deren Dokumenten oftmals wichtige Fragen geklärt werden konnten. Dies gilt in gleicher Weise den Angestellten der Universitätsbibliothek Heidelberg für die Literaturbeschaffung. In besonderer Weise zeigte sich die Institutsbibliothek der Geschichte der Medizin in Heidelberg hilfsbereit, die über eine breite Literatur zur Sulfonamid-Problematik verfügt. Andrea Weber-Knapp und John Petermann machten sich die Mühe, Korrektur zu lesen. Aber ohne die Hilfe meiner Frau, ihr Interesse an diesem Thema als Enkelin von Paul Bosse und ohne ihren Zuspruch wäre dieses Projekt nicht entstanden. Dafür sei ihr besonders gedankt.

Vorwort

Es gibt bisher erst eine Biografie über Domagk. Das erstaunt wegen seiner wissenschaftlichen Bedeutung – hauptsächlich wegen der Entdeckung der antimikrobiellen Eigenschaft der Sulfonamide, die 1939 mit dem Nobelpreis ausgezeichnet wurde. Weniger bekannt ist er als Tuberkulose- oder gar als Krebsforscher. Am wenigsten verlässlich bekannt jedoch ist seine Haltung zum Nationalsozialismus. Domagk war ein in der Industrie forschender Pathologe, wozu er sich entschieden hatte, weil er hier im Gegensatz zur Universität anspruchsvollere Arbeitsbedingungen anzutreffen hoffte – mit Recht. Doch er ließ den Faden zur Universität nie abbrechen: 1958 wurde er in Münster Ordinarius, nachdem die nachdrängende Penicillinära nicht mehr aufzuhalten war.

Wenn Domagk und seine Stellung im Nationalsozialismus angemessen beurteilt werden sollen, muss seine Prägung zum erklärten Deutsch-Nationalen mit seiner markanten Aversion gegen liberale und demokratische Strebungen und Sympathien für das „3. Reich" einerseits, seine Eingebundenheit in die damalige I.G. Farben andererseits berücksichtigt werden – sie war eng verbunden mit NS-Deutschland; I.G. Farben verdiente während des Kriegs alleine schon an der massenhaften Produktion kriegswichtiger Sulfonamide für die Wehrmacht. Insofern ist Domagks Involviertheit in das nationalsozialistische Deutschland alles andere als verwunderlich, zumal er, hochgeehrt, zur ärztlichen Elite gehörte, deren Vertreter zum großem Teil mit dem NS-System zusammenarbeiteten.

Hier wird versucht, soweit die vorgefundenen Unterlagen hierzu Auskunft geben, wichtige Etappen in der Zeit von 1937 bis 1951 zu beleuchten sowie das weithin vergessene Sulfonamidbuch seines frühen Mitstreiters Paul Bosse aus der Vergessenheit zu holen, das in der erbittert geführten Auseinandersetzung um eine Sulfonamidbehandlung in der Kriegschirurgie eine bedeutsame Rolle spielte. Eine Neubewertung seiner Nobelpreisehrung wird versucht; ebenso wird seine Tuberkuloseforschung näher kritisch beleuchtet.

Domagk – im Schatten des Nationalsozialismus: Die NS-Zeit überschattete sein Leben und warf nach dem Krieg so ihre Schatten, dass er nicht den ihm gebührenden Erfolg ernten konnte.

Detlev Stummeyer

Inhaltsverzeichnis

1	Das ominöse Tagebuch	1
2	Domagks Lebenserinnerungen	7
3	Domagk und Behnke.	17
4	**Marfanil und die Kriegschirurgie**	23
	4.1 Sulfonamide in der Geschichte	23
	4.2 Zur Sulfonamidforschung in der Kriegschirurgie	27
	4.3 Der unentschiedene Streit in der Kriegschirurgie?	41
5	Die Nobelpreisehrung	47
6	**Das Sulfonamidbuch Bosse-Bosse-Jaeger**	63
	6.1 Zur Genese des Sulfonamidbuchs	65
	6.2 Das Sulfonamidbuch	67
	6.3 Paul Bosse und seine Familie im Nationalsozialismus	71
	6.4 Kein Schutz für die Familie Bosse.	76
7	Domagks Geheimnis.	79
	7.1 Historisches	79
	7.2 Conteben	85
	7.3 INH (Isonicotinsäurehydrazid).	92
	7.4 Fälschungen	97
	7.5 Zusammenfassung	101
	7.6 Ausklang	105
8	Catel und die Mammolshöhe	109
9	Domagks *engster* Mitarbeiter.	115
10	Resümee	127

Kapitel 1
Das ominöse Tagebuch

Es gibt kein „Tagebuch" von Gerhard Domagk und doch muss es hier Thema werden. Seine vermeintliche Existenz hat die Aufgabe zu unterstreichen, wie wenig Domagk vom Nationalsozialismus beeinflusst ist. Er hat das, was später „Tagebuch" genannt wird, Anfang der 1960er Jahre als Lebenserinnerungen geschrieben. Domagk selbst macht in seinen Memoiren keinen Hehl aus seinen Sympathien für Hitler und deswegen taugt es auch nicht als Kronzeuge für seine Gegnerschaft zum NS-System, es sei denn man unterschlägt die anderslautenden Stellen von der langanhaltenden Loyalität. Robert Behnisch, einer der Domagk zuarbeitenden Chemiker, hat schon 1986 in diesem Sinn davon geschrieben, dass Domagk für die Gestapo, die ihn im November 1939 verhaftet, *schon länger zur Gruppe der Verdächtigten* gehöre – ohne Beleg und entgegen den Dokumenten.[1] Es stellt sich im Gegenteil die Frage, wieso die Rede vom „Tagebuch" so wirkmächtig werden konnte, dass diese Annahme bisher nur halbherzig infrage gestellt wurde.

Gleichzeitig wird er aber auch Opfer dieser Umdeutung von Erinnerung zu „Tagebuch". Die Zitate aus dem „Tagebuch" wollen die Verstrickung unkenntlich machen. Aber damit werden auch die Erfolge, die seine Verstrickung in das NS-Systcm offenbaren, geschmälert: Er ist als Tuberkuloseforscher weitgehend unbekannt. Grundmann, sein erster und bisher einziger Biograf, reklamiert für ihn wegen der Entwicklung des ersten synthetischen Tuberkulostatikums einen zweiten Nobelpreis.[2] Deswegen kann man sagen, der Schatten des Nationalsozialismus, in dem Domagk steht, überdauert die Zeit des Nationalsozialismus.

Zum ersten Mal in der wissenschaftlichen Literatur wird 1992 ein „Tagebuch" von Domagk erwähnt, nachdem Domagks Lebenserinnerungen bereits 1989

---

[1]Behnisch R (1986) Die Geschichte der Sulfonamidforschung. MPS, Mainz, S. 49.
[2]Grundmann E (2001) Gerhard Domagk – Der erste Sieger über die Infektionskrankheiten. LIT, Münster, S. 127. Die 2., textlich unveränderte Auflage erscheint 2018.

für die Broschüre „Ein Pionier, der Medizingeschichte machte" im Literaturverzeichnis aufgeführt sind. Frank Ryan, der 1990 das Bayer-Archiv Leverkusen im Rahmen seines Buchprojekts aufsucht, *discovered* dabei *the diary of Gerhard Domagk*. Ryan bedankt sich bei Götz Domagk, dem ältesten Sohn von Gerhard Domagk, für den ungehinderten Zugang zu diesem „Tagebuch". In einer Fußnote erklärt er, wie es entstanden sei: Dieses Dokument sei Schreibmaschinen geschrieben, etappenweise von Gerhard Domagk seiner Sekretärin diktiert und von ihm selbst korrigiert worden. Die mannigfachen Zitate aus Domagks *diary,* die in Ryans Buch vorgenommen werden, sind nicht mit entsprechenden Seitenzahlen belegt, da die Paginierung des Dokuments *irregular* sei, so Ryan weiter.[3]

Wer dieses Dokument, Domagks „Tagebuch", selbst zur Hand nimmt, versteht Ryans Kommentar. Selbst bei flüchtigem Lesen wird schnell deutlich, dass dieses „Tagebuch" mit Hilfe von Unterlagen nach dem Krieg geschrieben sein muss. Es wäre auch fahrlässig und gefährlich von Domagk gewesen, ein tatsächliches Tagebuch mit NS-kritischen Einträgen aus dem Jahr 1944/1945 zu führen, nach seinen Erfahrungen mit der Gestapo im November 1939. Auch bei ihm wird schnell aus dem genialen Führer *Adolf der Wahnsinnige*.[4] Und Domagk gibt sich erstaunlich wenig Mühe, seine Sympathie für Hitler und seine Zusammenarbeit im NS-System nicht offenzulegen, die ihm – da er kein Parteimitglied ist – in keiner Weise verdächtig ist.

Es lässt sich Ryans Kommentar zu dem „Tagebuch", es sei von Domagk abschnittsweise diktiert worden – diese Aussage legt er dessen Sohn in den Mund – so lesen, als habe Domagk für das Diktat das originale, handschriftliche Tagebuch benutzt. Auch wenn man davon absieht, dass es genügend Hinweise gibt, die die Existenz eines solchen originalen Tagebuchs verneinen, bleiben diese diktierten „Tagebucheintragungen" wegen der Möglichkeit, Auslassungen und Ergänzungen vorzunehmen, „Lebenserinnerungen" – wie sie auch im Archiv genannt werden. Gerade in diesem Zusammenhang ergeben sich viele offene Fragen, wenn der Zeitrahmen von Domagks Autorenschaft feststeht.

Besonders fällt dies auf, wenn Domagk die Entwicklung seiner Tuberkuloseforschung schildert. Sie kann nur im Abstand von Jahren geschrieben sein, weil sie sich eher liest wie eine Geschichte, die den Leser an den wichtigen Marksteinen dieser Entwicklung nicht teilnehmen läßt.

Und ebenfalls gibt er sich keine besondere Mühe, seine Erinnerungen in eine Tagebuchform zu bringen: Auf jeden Fall hat er, wenn überhaupt, nur sehr widerwillig diese Verwandlung mitgetragen. Von einem originalen Tagebuch Domagks ist in der wissenschaftlichen Literatur nicht die Rede, nur von *diary entries* – und diese stammen aus seinen Lebenserinnerungen!

---

[3]Ryan F (1992) Tuberculosis: The Greatest Story Never Told. Swift Publishers, Bromsgrove, S. 414, 415.
[4]Domagk G (o. J.) Lebenserinnerungen (unveröffentlichtes Manuskript), S. 237 [BAL (Bayer-Archiv-Leverkusen) 271–2. Wenn nicht anders angegeben, wird aus Bd. I zitiert.]

1 Das ominöse Tagebuch

Jeden Zweifel beseitigt die 1995 von Bayer AG herausgegebene Broschüre zum 100. Geburtstag „Gerhard Domagk – Lebenserinnerungen in Bildern und Texten". Da heißt es unmissverständlich: *Die in den letzten Lebensjahren des Forschers skizzierten Erinnerungen umfassen 600 Schreibmaschinenseiten.*[5]

Doch 2001 erscheint die einzige Biografie Domagks von Ekkehard Grundmann, einem emeritierten Pathologen und mit Abstand von 3 Jahren für 8 Jahre sein Nachfolger bei Bayer AG, seit den 1950er Jahren mit Domagk bekannt. Im Vorwort schreibt er:

Diese [die Erinnerungen] hat er [Domagk] tagebuchartig niedergeschrieben; ... Er hat vor sich selbst – der Text war nie für eine Veröffentlichung bestimmt – kein Blatt vor den Mund genommen, wenn er NS-Parteigrößen karikierte, wenn er Ärger im Werk schilderte, wenn er die alliierten Bomber beschimpfte, die sein Umfeld zerstörten.[6]

Im Verlauf des Textes wird aus *tagebuchartig* über unbelegte Tagebucheintragungen ein tatsächliches *Tagebuch*, ohne noch Ryans Kommentar zu dessen Entstehung zu zitieren. So wird bei Grundmann unversehens aus Domagks Lebenserinnerungen ein authentisches *Tagebuch,* mit dessen Hilfe er nun ein Bild von Domagk als frühem Kritiker des NS-Systems entwirft. Besonders auffallend ist es, als er Domagks Ordensverleihung des „Ritterkreuz zum Kriegsverdienstkreuz" Anfang 1944, die in seinen Lebenserinnerungen erwähnt wird, diese mit folgenden Worten verneint: *Es ist nicht dazu gekommen. Die Einstellung Domagks war wohl höheren Orts bekannt.*[7]

Grundmann will einen Domagk darstellen, der völlig ‚gereinigt' erscheint. Es ist für ihn unvorstellbar, dass dieser Forscher sich vom NS-System vereinnahmen lässt und er davon profitiert – wie nicht wenige *deutsche Patrioten*. Dass der Nationalsozialismus angewiesen ist, seine Kriege nur führen und seine Vernichtung nur entfalten kann, wenn es ihm gelingt, Forscher wie Domagk zu gewinnen. Dafür ist Grundmann völlig blind. In dem falschen Bemühen und Glauben, nur ein vom NS-System unbeeinträchtigter Forscher könne angemessen geehrt werden, übergeht Grundmann alle Hinweise, die Domagk selbst gibt, und übersieht die Quellen, die anders reden. So spiegelt Grundmann etwas von Domagk wider, das besonders beim Lesen der Erinnerungen aus den 1960er Jahren erlebbar wird: Das Ausmaß der Verleugnung, der mangelnden Selbstreflexion und des fehlenden Mitgefühls mit den Opfern – Domagk kennt hauptsächlich Bombenopfer. Alles keine Kategorien, mit denen die wissenschaftliche Leistung eines Forschers wie Domagk beurteilt werden könnte. Und doch bleibt ein trauriger Nachklang, wie sehr Domagk und sein Biograf verstrickt sind.

Doch auch Ryan tut sich mit der Ordensverleihung schwer, die er *award* nennt und sie mit dem George Cross vergleicht, der höchsten zivilen britischen

---

[5]Bayer AG [Hrsg] (1995) Gerhard Domagk (1895–1964). (Gekürzte, DS) Lebenserinnerungen in Bildern und Texten. Köln, S. 4.

[6]Grundmann [wie Anm. 2], S. 3.

[7]Ebd., S. 110. In der Übersetzung ins Englische bleibt der Satz: *Es ist nicht dazu gekommen* unübersetzt. S. dagegen: Domagk [wie Anm. 4], S. 230.

Auszeichnung für Tapferkeit. *It was the first time in history this medal had been awarded for purely scientific merit.* Damit der Leser sie ‚richtig' einordnet, fügt er sogleich Domagks Abneigung dem NS-System gegenüber aus seinen Lebenserinnerungen hinzu: *While pleased with the award, Domagk made no pretence of supporting the Nazi party, as he now made abundantly clear from a diary entry,* den er zitiert: *Das NS-System begann mit Lügen und erstickte in Grausamkeit und Blut* [Originalzitat, DS] …[8]

Ryans Autorität hinsichtlich Domagks *diary* wird anerkannt und zitiert.[9] Max Perutz, Nobelpreisträger 1962, nimmt Ryans Schilderung der Ereignisse im November 39 als genaue Vorlage.[10] Thomas Hager erwähnt mehrmals Ryans Buch lobend: *Ryan is especially valuable because it includes very readable translations of many passages from the Lebenserinnerungen.* Er betont jedoch wiederholt, dass diese Aufzeichnungen hauptsächlich im Nachhinein geschrieben seien. Wo sie authentisch seien, lässt er offen.

> *Domagk's feelings about the Nazi government are mainly in retrospect; that is to say, he wrote about his unhappiness with the Third Reich mainly after the fact. While there seems little doubt he was anything but an enthusiastic supporter of the nazis – he never joined the party and appears to be at best a reluctant participant in his nation's wartime activities – there is also no doubt that he, however reluctantly, also occasionally signed his correspondence „Heil Hitler", often wore a Nazi captain's uniform, and worked in a company that used forced labor in its efforts to ensure a Nazi victory.*

Das ist eine nicht seltene Argumentationsfigur: Nur, wenn Domagk ein *enthusiastic supporter* gewesen wäre, wäre ein Zweifel an seiner NS-ablehnenden Haltung erlaubt. Das war er sicher nicht. Aber: Als wenn es keine Abstufungen vom ‚begeisterten' zum ‚widerwilligen' Unterstützer des „3. Reiches" geben würde, deren Loyalität insgesamt dem NS-System die lange Lebensdauer verlieh. Daniel Bovet, schweiz-italienischer Nobelpreisträger von 1957, charakterisiert Domagk als einen *au début solidement ‚Deutsch-Nationalen'*, ohne weiter zu präzisieren, wie lange *au début* währte.[11] Er gehörte zur Arbeitsgruppe am Pasteur-Institut, die 1935 das Wirkprinzip der Sulfonamide entdeckte.

Obwohl Hager Ryan für die vielen Passagen lobt, die Ryan selbst „Tagebucheintragungen" nennt, benutzt er diesen Ausdruck so gut wie nicht. … *and the single most important source of information about Domagk's private life: the typescript manuscript of Lebenserinnerungen, a long, somewhat eccentric memoir he wrote late in life that remains unpublished.*[12] Zusätzlich benutzt Hager

---

[8]Ryan [wie Anm. 3], S. 205 und Domagk, S. 237.

[9]So zB Amyes S (2001) Magic Bullets, Lost Horizons, The Rise and Fall of Antibiotics. Taylor & Francis, London, S. ix, bes. S. 14.

[10]Perutz M (2002) I wish I'd made you angry earlier. Oxford University, Oxford, S. 153, 154.

[11]Bovet D (1988) Une chimie qui guérit – Histoire de la découverte des sulfamides. Payot, Paris, S. 147.

[12]Hager T (2006) The Demon Under the Microscope. Broadway Books, New York, S. 309, 310, 317.

1 Das ominöse Tagebuch

Grundmanns Auszüge aus Domagks „Tagebuch", erschienen in der *admiring study by a former colleague,* wie er schreibt, der 2004 übersetzten Ausgabe der ersten Biografie Domagks.[13]

Selbst David Greenwood erwähnt Grundmann, *who knew Domagk and had access to his diaries* … Allerdings zitiert er nicht direkt noch über Grundmann oder Ryan aus den Lebenserinnerungen.[14] Elisabeth Crawford bezieht sich auf die von Bayer AG herausgegebenen Lebenserinnerungen Domagks. Istvan Hargittai bezieht sich auf Crawford.[15] Einzig John Lesch verzichtet in seiner Monografie auf Hinweise auf oder gar Zitate aus Domagks Lebenserinnerungen oder Ryans *diaries,* gleichwohl er aus Domagks Lebensgeschichte ausführlich berichtet.[16]

Die Etablierung der Lebenserinnerungen von Domagk als sein „Tagebuch" und die Vorverlegung der ersten synthetischen tuberkulostatischen Therapie von 1947 auf 1946, beide Entwicklungen in den 1990er Jahren, sind Ausdruck einer erneuten, allerdings einseitigen und glättenden Beschäftigung mit dem Forscher Domagk. Selbst die von Bayer herausgegebenen Lebenserinnerungen nehmen selektive, bedeutsame Veränderungen und Auslassungen vor und obschon sie nicht von einem Tagebuch schreiben, leisten sie durch die Art der Darstellung dieser Umdeutung Vorschub.

Die Lebenserinnerungen sind nicht für eine Veröffentlichung vorgesehen gewesen.[17] Die nachträglichen, handschriftlichen Korrekturen, die am Text von Domagk vorgenommen worden sind, lassen die ursprüngliche Version durchschimmern und man ist froh, dass die Korrekturen meistens nur eine Abschwächung der primären Aussage bewirken und nicht gänzlich etwas Neues zur Sprache bringen. So mindert sich die Scheu, auch das Überschriebene zu zitieren. Eine Scheu, die einen begleitet, weil diese Erinnerungen nicht für die Öffentlichkeit geschrieben sind. Aber seit Ryan haben sich viele Autoren daran ‚bedient' und in der Regel in der Weise, dass damit Domagks Nazi-Ferne autobiografisch und authentisch scheinbar bewiesen wurde. Es ist eine unentschiedene Diskussion, ob sich ein Autor über ein solches Veröffentlichungs-Verbot hinwegsetzen soll. Das erschien hier unzweifelhaft, denn frühere Autoren haben in offensichtlicher Weise die Lebenserinnerungen für ihre eigenen Ziele missbraucht, sodass im Gegensatz dazu Domagk hier, zumindest in der Zeit des Nationalsozialismus, als überzeugter Deutsch-Nationaler mit Sympathie für das „3. Reich" gezeichnet wird. Auch wenn man seine Korrekturen am Text beachtet,

---

[13]Grundmann E (2004) The First Man To Triumph Over Infectious Deseases. LIT, Münster.

[14]Greenwood D (2008) Antimicrobial Drugs. Chronicle of the Twentieth Century Medical Triumph, Oxford University, Oxford, S. 67.

[15]Crawford E (2000) German scientists and Hitler's vendetta against the Nobel prize. In: Historical Studies in the Physical and Biological Sciences, Volume 31, Part 1, S. 37–53. – Hargittai I (2002) The Road to Stockholm. Oxford University, Oxford 2002, S. 41.

[16]Lesch J (2007) The First Miracle Drugs: How the Sulfa Drugs Transformed Medicine. Oxford University, Oxford.

[17]Grundmann [wie Anm. 2], S. 3.

bleibt dieses Bild bestehen. Domagk schrieb diese Lebenserinnerungen, nicht frei von äußeren Zwängen, in den letzten Jahren seines Lebens, Anfang der 1960er Jahre, als es noch mehr darum ging, die Zeit des Nationalsozialismus zuzudecken. Dennoch scheute er sich nicht, sich rückblickend als – auch von Hitler angezogenen – Deutsch-Nationalen darzustellen. Am meisten verwirrt, dass Domagk 1960 kein Wort für die Opfer der Nazi-Herrschaft findet.[18] Das ist auch für diese Zeit ungewöhnlich. War das wirklich seine bewusste Absicht oder war auch ihm der Gedanke an ein Tagebuch, das er nachträglich schreibt und in dem dann solche fehlenden Überlegungen nicht auffallen müssen, gar nicht so fern?

---

[18]Das gilt für diese Arbeit eingesehenen Lebenserinnerungen bis Bd. II, S. 195.

Kapitel 2
Domagks Lebenserinnerungen

Nur der erste Band von Domagks Erinnerungen wird hier berücksichtigt. Und auch da nur solche vornehmlich, die seine Einstellung zum Nationalsozialismus spiegeln. Auch seine Betrachtungen zur Sulfonamid- und Tuberkuloseforschung bleiben an dieser Stelle unerwähnt. Letztere sind eher so formuliert, dass sie nicht erhellen.

Es ist eine sehr freie Übersetzung, die Ryan für die Lebenserinnerungen als Überschrift wählt: *One of Three Survivors.* Er betont dies, indem er in einer Fußnote unterstreicht, so laute der Titel von Domagks Lebenserinnerungen.[1] Vergeblich sucht man nach einer derartigen Überschrift. Ryan bezieht sich auf drei Klassenkameraden aus Domagks Klasse, die den 1. Weltkrieg überlebt haben. *„Erinnerungen eines Kriegsfreiwilligen 1914–1918. Die erste Generation im 20. Jahrhundert.*

Die Drei vom R.I.R. 8 [Reserve Infanterie Regiment Nr. 8, DS] heißt es bei ihm. *Survivors* sind im deutschen Sprachgebrauch eng assoziiert mit Holocaust-Überlebenden, die es in Domagks niedergeschriebenen Erinnerungen nicht zu geben scheint. Um so mehr betont es die Kraft und die Wucht des 1. Weltkriegs, der alles Spielerische und Abenteuerhafte, alles Vorwärtsdrängende rauschhaft in sich einzieht, der alles einfordert für den bedingungslosen patriotischen Dienst, nach dem die jungen Abiturienten zu Beginn des Weltkriegs ungeduldig greifen und für den sie sich aufopfern. Domagk schildert den nahtlosen Übergang von der Zeit der Schülerstreiche in die Zeit des soldatischen Lebens, in dem der Tod ständig anwesend ist, dessen Anwesenheit jedoch lange in jugendlicher Schwärmerei geleugnet wird. Domagk ist im Westen und dann im Osten und wieder im Westen als Sanitäter eingesetzt. Das Kriegsende schildert er resümierend im Rückblick – die *Erinnerungen eines Kriegsfreiwilligen* schreibt er viele Jahre später:

---

[1]Ryan F (1992) Tuberculosis: The Greatest Story Never Told. Swift Publishers, Bromsgrove, S. 75, 414.

Diese und andere schöne Erinnerungen aus der Studentenzeit wurden während des Feuerns aufgefrischt; ich rasierte mich noch dabei mit Moorwasser, bis der Russe abgerückt war und wir in Meidan Stary unser Lazarett in der noch nicht verbrannten Scheune errichteten. Oft wurde die Nacht hindurch bei Carbidlicht in der Scheunentenne operiert, dabei konnte man sich der Fliegen kaum erwehren. Wenn ich heute deran denke, dünkt es mich wie ein Wunder, dass es unter diesen Bedingungen überhaupt gelang, eine größere Operation genügend keimfrei und erfolgreich so durchzuführen, dass der Patient nicht einer Wundinfektion erlag. Wenn wir einige Stunden zum Schlaf kamen, lagen wir – von den Fliegen geplagt – unter freiem Himmel, bis uns der Regen weckte. Wenn wir bei Morgengrauen wieder durch die Scheunen gingen, fanden wir – unter dem Stroh versteckt – immer wieder neue Tote. Wir hatten gezählt, wieviel Operierte in jeder Scheune lagen; manchmal passierte es, dass ein durch Kopfschuss Verwundeter über die anderen hinweg, die sich nicht bewegen konnten, ins Freie geklettert war. Hier lernte ich auch zum ersten Mal die Furchtbarkeit der Gasbrandinfektion der Wunden kennen, die unter fürchterlichen Entstellungen in wenigen Stunden oft den Tod der Verwundeten herbeiführte. Nach ungefähren Schätzungen sind allein im deutschen Heere dieser Infektion 100–150.000 Tote zuzuschreiben. Diese furchtbaren Eindrücke eines Medizinstudenten im l. Semester haben mich mein Leben lang bis heute verfolgt und auf Wege sinnen lassen, wie man diesen fürchterlichen Feinden des Menschen, den Bakterien, die ihn heimtückisch und meuchlings morden, ohne dass man den Feind erkennt und etwas gegen ihn unternehmen kann, wirksam begegnen könnte. Ich glaube, dass ich es mir schon damals geschworen hebe, zu arbeiten und zu arbeiten, um einen kleinen Beitrag zu diesem Problem zu liefern, falls ich noch einmal lebend in die Heimat kommen würde. Später vor Verdun, als mir immer klarer wurde, dass der ganze Krieg mit den natürlichen Feinden des Menschen Hand in Hand von Tag zu Tag ärger sein wahnsinniges Zerstörungswerk gegen alles Menschenleben ohne Maske zu erkennen gab, habe ich es mir oft vor Gott allein geschworen, dass ich helfen wollte nach allen Kräften, um diesem Zerstörungswahnsinn zu begegnen und nur ein ganz kleines Teilchen schaffend aufzubauen von dem, was Menschen zur Linderung ihrer hoffnungslosen Not, in die sich die Völker der Welt miteinander verstrickt hatten, gereichen könnte. Aber wieviel schwerer sollte das sein als viel, viel zu vernichten. Sollte ein Mensch nicht tapfer sein können ohne zu morden, ja vielleicht tapferer? Bei den fürchterlichen Qualen, die nicht zu beschreiben und auszudenken sind, an denen ich tausende von unschuldigen Menschen verbluten, verfiebern und sterben sah, ließ mich dieser Gedanke nicht mehr los. Jetzt erst wusste ich, wie der Beruf des Arztes ein so schöner war und was er vom Menschen fordern konnte. Wenn wir tagelang an der Somme, ohne eine Nacht zu schlafen, mehr Chloroform und Äther eingeatmet hatten als je ein Patient und doch noch standen und nicht müde wurden, dann nur durch diese Erkenntnis, die uns Ältere durch ihren Einsatz vermittelten und hinter denen wir nicht nachstehen konnten und wollten. So packte uns in jungen Jahren der volle Ernst des Sterbens und des Lebens, ehe wir es recht begriffen hatten, uns an seinen Schönheiten zu erfreuen. Frühzeitig wurden wir ernst und nachdenklich. Zu Hunderten sahen wir die jungen, blühenden Menschen, die als Ersatz bei der Frühjahrsoffensive 1918 eingesetzt wurden, an der Grippe sterben, oft ehe sie den Bestimmungstruppenteil erreicht hatten. Diese Seuche schien in den im ersten Sturm der Frühjahrsoffensive genommenen portugiesischen Wellblechunterständen zu brüten und von dort aus über alle herzufallen, die sich weiter nach vorn wagten. Im Fieberwahn fuhren die jungen Bergknappen wieder wie daheim in den Stollen – diesmal aber, um nicht wiederzukehren. Grausame, erschütternde Szenen prägten sich fast unauslöschlich in unsere Hirne, ohne einen Lichtblick, bis eines Tages im November 1918 hinter unserem Rücken, als im Schützengraben noch geschossen wurde auf den nachdrängenden Engländer, der uns vorsichtig auf dem befohlenen Rückmarsch folgte, die belgischen Flaggen an allen Häusern aufgezogen wurden. Der Kaiser sei geflohen, es gebe Waffenstillstand, für uns sei der Krieg verloren. Dies waren Brocken, die wir auffingen, ohne sie zu begreifen, bis sich die Meute der rachedürstigen und hungrigen Zivilbevölkerung auf unsere Proviantämter am Bahnhof stürzte und wir sie mit Leuchtpistolen zurücktrieben. Als wir wenige Wochen vorher – einem Infanteriebataillon zugeteilt – nach verlustreichen Rückzugsgefechten und Straßenkämpfen in Valenciennes, bei denen auch Zivilisten aus Kellerfenstern schossen und einigen Kameraden tödliche Bauchschüsse beibrachten, bei einem Apotheker in einem Keller saßen, bei dem wir früher einmal in Ruhe gelegen hatten und hörten, dass der Kaiser fliehen würde und der Krieg für uns verloren sei, ging ein Unterarzt trotz der Beschießung an das Klavier und spielte „Deutschland, Deutschland über alles". Für ein Paket von Tausend-Frank-Scheinen sollten wir die Sprengung einer Straßenkreuzung verhindern, in deren Nähe die Geliebte eines Gutsbesitzers mit ihrem Kind wohnte und der im gleichen Keller wie wir beim Apotheker saß. Bedauernd schüttelten wir den Kopf und versuchten ihn zu trösten mit dem Hinweis, dass gefährdete Zivilisten rechtzeitig entfernt würden, worauf er eine Flasche Bordeaux nach der anderen trank, die dort gestapelt waren und die wir trinken sollten, ehe sie eine Granate zerstörte. Was uns noch vor wenigen Tagen ganz unvorstellbar und unbegreiflich war, sollte nun trotz all dieser wahnsinnigen Opfer ohne Sinn, ohne Erfolg gewesen sein – der Krieg verloren! Bei Eupen passierten wir die deutsche Grenze, die Gefährte mit grünen Girlanden und schwarz-weiß-roten Fähnchen geschmückt; in der Nacht verprügelten wir den ersten Soldatenrat, dem viele auf dem Weg über den Rhein nach Westfalen folgten.[2]

So enden Domagks *Erinnerungen eines Kriegsfreiwilligen*. In seinen Lebenserinnerungen klafft nun eine Lücke von fast 20 Seiten, die schon Ryan aufgefallen war.[3] Doch man landet nach dieser Auslassung in der Zeit nach dem 1. Weltkrieg. Es beginnt das Studentenleben, das mit der Promotion endet; es folgt die Habilitation und – die Zeit der Weimarer Republik, von der er sich maßlos enttäuscht abgestoßen fühlt:

Von den Linksregierungen fast aller Schattierungen wurden die Kriegsfreiwilligen für dumm gehalten. Sie hätten ja vielleicht berechtigte Ansprüche an den Staat stellen können, aber diese Soldaten mit ihrem besonderen Idealismus konnte man ja auch als besondere Idioten behandeln, galt doch schon jeder Soldat, der seine Pflicht erfüllt hatte, in jüdisch-marxistischen Augen als vollendeter Idiot. Auf den Berliner Bühnen kehrte man den Stahlhelm mit den Worten: „Weg mit dem Dreck von der Bühne", ohne dass von Staatswegen Einspruch erfolgte. Träger dieser immer und immer wieder neu ersonnnenen Vereins- und Parteiabzeichen waren meist Leute, die berechtigt unter irgendeinem Minderwertigkeitskomplex litten oder Morgenluft für unlautere Geschäfte oder persönliche Vorteile witterten. Meist wurde es ihnen sogar noch als persönlicher Vorteil angerechnet, wenn sie rasch und gefasst von einer Rechtspartei zu einer Linkspartei oder umgekehrt herüberwandelten. Sie waren immer zur Stelle, wenn die Windrichtung sich geändert hatte und drehten sich als politische Wetterfahnen. Man sollte diese Typen

---

[2]Domagk G (o. J.) Lebenserinnerungen (unveröffentlichtes Manuskript), S. 27–30 [BAL (Bayer-Archiv-Leverkusen) 271–2]. – Gasbrandinfektionen sind gefürchtete Wundinfektionen mit Gasbildung, hervorgerufen durch anaerobe Keime.

[3]Ryan [wie Anm. 1] spricht von einer „irregular" „diary pagination", weshalb er auf das Zitieren verzichtet habe, obwohl die Seitenzählung korrekt ist (S. 414).

einmal in einer Photosammlung als „Deutsche Männer aus Systemzeiten" zusammenstellen, um künftig für die Rassenhygiene gesicherte Unterlagen zu erhalten: Dickbäuche, Tabiker, Alkoholiker mit stieren Augen oder Erdbeernase, hin und wieder ein Fanatiker mit wehender Mähne, um darunter den zu klein geratenen Schädelinhalt zu verbergen, geistlose, stumpfsinnige Gesichter, ausdruckslos: „Arsch mit Ohren", wie die Soldaten solche Typen treffend bezeichneten. Wer sich statt der Abzeichen eine Blume ins Knopfloch steckte, wurde wie ein Kalb mit 2 Köpfen angestaunt und galt als ausgemachter, unsicherer Kantonist. Dass es eine Selbstverständlichkeit sein konnte, als Mensch und Deutscher seine Pflicht zu erfüllen, ganz gleich auf welchen Platze man stand, haben diese Blech-Anbeter nie begreifen können. Die dazu gehörigen Damen hatten zwar keine Kinder, aber rot bemalte Lippen, rote Finger- und Zehennägel, auf ig (= I.G., DS) blond gebleichte Haare und einen hohlen Kopf darunter. Statt sich zu waschen, wurde die Haut mit einem in Olivenöl getauchten Wattebausch abgerieben, dann sollten keine Falten kommen; wofür auch, denn diese Geschöpfe waren kalt, gefühllos, weder fähig zu hingebender Liebe noch Hass, ihr Moloch war das eigene Ich.[4]

Der Blick auf das ‚verjudete' Berlin und den *jüdischen* Einfluss in der Wissenschaft fehlt nicht:

… Als mein Chef [Walter Gross] *die Arbeit zur Veröffentlichung in Virchow's Archiv einreichte, erhielt er von dem damaligen jüdischen* [durchgestrichen] *Schriftführer ein Schreiben, in dem starke Zweifel an der Richtigkeit der Befunde geäußert wurden. Damit, dass der jüdische* [durchgestrichen] *Ordinarius in der deutschen Reichshauptstadt meinen Befunden nicht glaubte, war ich für ihn und einen großen Kreis, der über Prüfungen zu entscheiden hatte, erledigt. Dafür trat dieser Ordinarius auf dem Kongreß mit 8–10 jüdischen Assistenten auf, die zum Teil nur gebrochen deutsch sprechen konnten. …*[5]

Wie Domagk den Wechsel 1927 von der Universität Münster, wohin er seinem Lehrer, dem Pathologen Gross (1878–1933) aus Greifswald gefolgt war, zu I.G. Farben/Bayer-Elberfeld begründet, lässt keinen Zweifel darüber aufkommen, dass er sich an der Front – der Wissenschaftsfront – sieht: Er führt seinen Kampf für Deutschland fort, der 1918 verloren ging:

Ich verließ die akademische Laufbahn wegen mangelnder Ausnützungsfähigkeit meiner Arbeitskraft und entschloss mich zur freien Forschung in der Industrie… Jetzt gab es kein feiges Zurück mehr, keine Kompromisse. Das spürte ich, als ich mich als Kriegsfreiwilliger gemeldet hatte – und als ich geheiratet hatte und so auch jetzt. Auf Beamtenruhe, Pension, Sicherung der Zukunft war für lange Zeit verzichtet… denn nachdem eigene Arbeiten zur Auffindung des Prontosils, des Uliron, der Zephirole usw. geführt hatten, galt es nun intensiv auf diesem Gebiet weiterzuarbeiten, um den erreichten Vorsprung für Deutschland zu halten… Sollte es für Deutschland keine Möglichkeit geben, aus dem eisernen Ring auszubrechen, der um uns gelegt wurde? Ich hatte die Hoffnung auch 1918 nicht aufgegeben und fing von neuem an, wo ich 1914 als Medizinstudent aufgehört hatte. Ich sehnte mich nicht nach der guten alten Zeit vor 1914 zurück. Denn was im Leben Wert hat, das hatten wir in Flandern, Rußland, Serbien in den Momenten erkannt, als wir den Tod vor Augen hatten. Nachdem alles nutzlos schien, 4 Jahre nur der Zerstörung gewidmet waren, wurde die Sehnsucht nach Arbeit, das Ringen um neue Erkenntnis das, was uns beseelte… Alle waren Kameraden, erprobte Kameraden und beseelt von dem einen Wunsch, für Deutschland in der Stille zu arbeiten, da wir nicht

---

[4]Domagk [wie Anm. 2], S. 51, 52.
[5]Ebd., S. 55.

mehr kämpfen durften. Wodurch war denn Deutschland groß geworden? Nicht allein durch militärische Erfolge, sondern durch die ehrliche Arbeit seines Geistes- und Handarbeiters. 1918 wollte man das Haupt vom Rumpf schlagen. Man wollte den Handarbeiter in Gegensatz zum geistig Schaffenden bringen. Dadurch hätte man Deutschland noch viel gründlicher geschlagen als auf dem Schlachtfeld… Hatten wir jetzt 1932 durch unsere Arbeit einen kleinen Erfolg gegenüber dem Ausland erzielt? Frankreich, England, Amerika begannen sich seit 1935 auf das von uns erschlossene Gebiet zu stürzen. Ungeheure Mittel wurden für die Weiterbearbeitung dieses Gebiets zur Verfügung gestellt. England wollte in Zukunft nicht wie 1914 von deutschen Arzneimitteln abgeschnitten werden. Der Krieg von 1914–1918 wurde fortgesetzt, wenn auch mit anderen Mitteln.[6]

Es sind Lebenserinnerungen aus weiter Ferne. Zur Sulfonamidforschung hauptsächlich nur abgeklärte Worte, keine Worte über die Aufregung in Elberfeld, als das wirksame Prinzip der Sulfonamide in einer Mitteilung des Pasteur-Institut erscheint, aber auch kein Wort über den Nationalsozialismus – erst resümierend aus Nachkriegsperspektive. Und was nicht minder erstaunt: Keine Bemerkung über den Tod seines Lehrers Walter Gross, den eine infame Denunziations-Kampagne von Nazi-Aktivisten in den ‚Suicid' 1933 getrieben hatte. Nur aus den wiedergegebenen Dankesbriefen, die ihn nach erfolgreicher Sulfonamidbehandlung erreichen und mit „Heil Hitler" unterschrieben sind, ersieht man, dass eine neue Zeit angebrochen ist. Und dass sich Domagk der *neuen deutschen Wehrmacht* zur Verfügung stellt, wie Abb. 2.1 zeigt. Bei der Gründung der Militärärztlichen Gesellschaft Münster hält er den Vortrag. Er findet es noch in den 1960er Jahren so wichtig, handschriftlich hinzuzufügen, dass er beim anschließenden Kameradschaftsabend *zwischen dem Generalarzt und dem späteren Feldmarschall Kluge* saß[7].

Die Sudetenkrise kommentiert Domagk, man muss es wiederholen, lange nach dem 2. Weltkrieg, so:

Schwere Tage der Entscheidung lasten über Deutschland, über der Welt. Die Heimkehr der Sudetendeutschen ins Reich wird ihnen schwer gemacht. Fast schien es sich friedlich regeln zu wollen. Die Tschechen hatten bereits ihre grundsätzliche Zustimmung zur Abtretung des sudetendeutschen Gebietes gegeben, da scheint ihnen durch England und Frankreich der Rücken gestärkt worden zu sein; sie rücken unter Morden und Brennen wieder in das bereits geräumte Gebiet ein. Zehntausende von Flüchtlingen überschreiten die reichsdeutschen Grenzen. Da wird es Hitler zu bunt; er will das Leiden der deutschen Brüder nicht länger dulden und stellt den Tschechen eine Räumungsfrist bis zum 1. Oktober. … Hitler lässt Mussolini, Chamberlain und den französischen Ministerpräsidenten zur Aussprache über die tschechoslowakischen Probleme nach München einladen. Französische Frontkämpfer – in Deutschland wurden die alten bestehenden Organisationen aufgelöst – sprechen sich für möglichste Erhaltung des Friedens aus; sie erkennen die jüdischen [durchgestrichen, DS] Treibereien zum Krieg; aber auch bei uns frohlocken schon wieder einige geschäftstüchtige Gauner über die Beute. … Man konnte zweifeln, ob es berechtigt ist, solche schwierigen, langfristigen Versuche zu unternehmen, um später eventuell ein paar krebskranken Menschen zu helfen, wenn jetzt vielleicht bald

---

[6]Ebd., S. 63–65.
[7]Ebd., S. 73–76, 79, 80.

Abb. 2.1 Domagk in Offiziersuniform 1938 (BAL 0–3726)

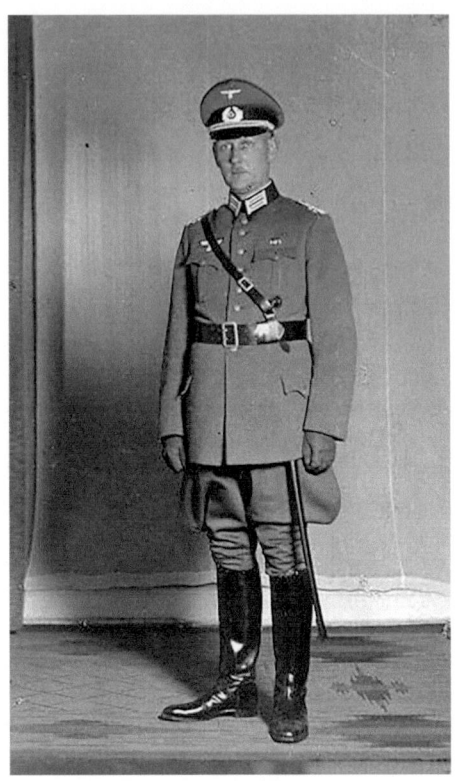

wieder Millionen von blühenden Menschenleben durch Granaten zerpflückt werden. Aber wo bliebe der Glaube an Menschentum, wenn alle Menschen dieser Kriegspsychose schon wieder unterliegen würden. Also dennoch! ...

Für die Zeit nach dem Münchner Abkommen notiert er:

... Als ich nach dem Krieg zum ersten Mal nach England kam, habe ich sehr bedauert, dass es möglich gewesen war, dass zwischen Deutschland und England ein Krieg geherrscht hatte; es ergaben sich in Wesen und Sprache so viele verwandtschaftliche Beziehungen, und auch wir könnten vom Engländer lernen. 25 Jahre sind nun vorüber, seitdem wir in Flandern gegen England angetreten waren. Wir haben uns in Deutschland ehrlich bemüht, neu aufzubauen. Was hat eine geniale Führung aus dem zerrissenen Deutschland gemacht [ganzer Satz durchgestrichen, DS]! Mißgönnt man uns diese Entwicklung?...

Jetzt sind es bald 25 Jahre her, dass wir als 18jährige nach Flandern ins Feld zogen und nun soll sich dasselbe Drama wiederholen? Ich hatte es mir so schön vorgestellt, wenn wir drei Überlebende unserer alten Heimat-Schulklasse zur 25. Wiederkehr unseres Auszuges in den Krieg auf die Schlachtfelder nach Flandern gegangen wären und unseren gefallenen Schulfreunden einen Strauß auf das Grab gelegt hätten. Aber wo werden wir Drei in einem Jahr sein? Wir werden nicht zu Hause bleiben, wenn man uns ruft und werden versuchen, sei es wo es sei, nach innerster Überzeugung unser Bestes zu tun – für Deutschland. ...

Die Zerschlagung der Rest-Tschechoslowakei feiert er in der Erinnerung:

Der tschechoslowakische Rest-Staat begann zu wanken ohne die Bindungen an das Großdeutsche Reich durch Bahnen, Straßen – und durch die stets beherrschende alte Kultur; er war allein nicht lebensreif. Die Tschechen forderten den Einmarsch deutscher Truppen. So zog Hitler mit seinen Truppen auf der Prager Burg ein. Deutschlands älteste Universität ist wieder deutsch. Wenige Tage vorher fuhr ich von Budapest nach Köln und nichts war zu merken von den Vorbereitungen zu dem genialen, in wenigen Stunden abgelaufenen Handstreich, ohne Blutvergießen. Wir fuhren von Deutschlands Ostgrenze bis in den tiefen Westen durch ein Flaggenmeer. Heldengedenktag! Ein stolzes, erhebendes Gefühl. Wie so ganz anders als noch vor wenigen Jahren! Kaum hat sich die Welt von dieser Überraschung erholt, kehrt auch das Memelland ins große Reich heim. Polen plagt sein schlechtes Gewissen ob der geraubten deutschen Gebiete.... Dann werden wir im Herbst zur 25. Wiederkehr der Flandernkämpfe und zum Gedenken der alten Kameraden nicht nach Flandern fahren...... [i. O., DS].[8]

Zum Ausbruch des 2. Weltkriegs schreibt er über 20 Jahre später:

... Da gibt es die große Überraschung: Deutschland und Rußland schließen einen Nichtangriffspakt. Eine kurze Entspannung! Der Frieden scheint noch einmal gesichert durch eine geniale Tat [letzte 4 Worte durchgestrichen, DS]. ... Wir stehen nun wieder vor der Entscheidung, dass Millionen von Menschen hingemordet werden. Was hat England zu erwarten? Wahrscheinlich den Zusammenbruch seines ganzen Weltreiches, den Verlust seiner weltbeherrschenden Seemacht, die es heute noch in den Händen hat. Und Deutschland? – wenn es nicht bald siegt, einen Trümmerhaufen. Seien wir ehrlich! Was nutzt uns Danzig und der Korridor allein? Danzig und die ehemals deutschen Gebiete an Deutschland zurück, Ehrensache. Sind damit die Probleme gelöst? Nein, also nennen wir unsere Forderungen ehrlich mit Namen und vielleicht wäre dann mit England und Frankreich eine Einigung zu erzielen. Können wir auf die glückliche Hand Hitlers vertrauen? ... Deutschland, England, Frankreich, Italien und Rußland sollten ein Interessenbündnis für 100 Jahre schließen und sich überall in der Welt beistehen. Haß kann nur Haß ernten ... Wir aber brauchen ihn [den Staat, DS], um Luft zu holen und um noch anspruchslosere Arbeitskräfte zu bekommen. Siedelt die Landarbeiter aus Polen und anderen Staaten, die sich anschließen wollen – sie werden es freiwillig tun, wenn sie sehen, dass es ihr Vorteil ist – ebenso wie den Arbeitsdienst, aber mit Familien aufs Land. Die Leute werden glücklich sein, an der deutschen Kultur teilzuhaben. Aber man sei nicht unklug und wecke unnötig hohe Bedürfnisse, die gerade bei primitiven Menschen so leicht zu unerfüllbaren Forderungen führen und sie ewig unzufrieden und unglücklich machen. Bescheidenheit und Menschlichkeit seien die wichtigsten Erziehungsgrundsätze. Ich möchte nach England fahren und mit Freunden unterhandeln. Sollte das nicht eher zum Ziel führen, anstatt sich zu beschimpfen und die Ehre abzuschneiden. Ich würde ihnen Folgendes sagen: Wir brauchen Polen, wir garantieren Euch, dass wir Eure kolonialen Interessen vertreten und Euch in der Welt helfen, wo wir können; vor allem gegen die gelbe Gefahr, die uns alle bedroht. Polen wird es nicht schlechter gehen als bisher. Wir verpflichten uns zur menschenwürdigen Behandlung aller seiner Einwohner entsprechend seiner Fähigkeiten. ...Oder sollte es so verblendete, ehrgeizige Streber geben, die einen Ruhm oder Vorteil für sich aus dem Blut anderer zu erhoffen wagen, sind sie nicht wert wie erbliche Verbrecher sterilisiert zu werden von einer Welt, die sich Kulturwelt nennt und es sein möchte. ...

---

[8]Ebd., S. 82–84, 87, 88.

> *...In der Fabrik hatte ich sofort nach der Rückkehr* [aus den Sommerferien, DS] *mit größter Intensität die Arbeit über Gasbrandinfektionen aufgenommen und konnte schon am 8.9. das folgende Exposé über die Direktion an die Wehrmacht weiterleiten...*[9]

Nach der ausgesprochen kurz gehaltenen Passage über seine Verhaftung im Zuge der Nobelpreisverleihung im November 1939 folgen Schilderungen dreier Auslandsaufenthalte in Spanien bzw. Italien 1940–1942, die in schwärmerisch-schwelgenden Ton gehalten sind: Domagk genießt sichtlich die Verehrung und Bewunderung, die ihm als großem Mediziner und Bezwinger von Infektionskrankheiten entgegengebracht wird. Er nimmt es in Kauf, dass er wie selbstverständlich für den nationalsozialistischen Staat unterwegs ist. Er sieht sich als forschenden Arzt, im Dienste der Menschheit und man hat nicht das Gefühl, dass es ihm unlieb ist, wenn er ab 1942 die Stabsarztuniform hin und wieder tragen kann. Immer wieder treibt ihn die Behandlung des Gasbrandes um, die er in unzähligen Tierexperimenten zu verbessern versucht und um deren Übernahme in die militärärztliche Praxis er während des ganzen Kriegs kämpft. Um zu illustrieren, wie sehr Domagk eingebunden ist und zur ärztlichen Elite NS-Deutschlands gehört, werden seine Notizen, die unter *Januar 1943* aufgezeichnet sind, zitiert:

> *Es gab innerbetriebliche Auseinandersetzungen, in deren Zusammenhang Domagks Vorgesetzter Hörlein die Verlängerung der Uk.-Stellung in Frage stellt.*
> *...Das, was möglich ist, soll nicht unversucht bleiben, was in unserer Macht steht.; einen Beitrag zu diesem alle Menschen interessierenden Problem* [Medikament gegen Tuberkulose, DS] *zu liefern, wird von uns aus geschehen. Und sollte es hier auffliegen, so wird es auch an anderer Stelle möglich sein, die Arbeiten weiterzuführen; in Schlesien wird ein neues I.G.-werk gebaut* [Auschwitz]; *auch in Marburg im Behring-Institut wäre die Möglichkeit dazu. Außerdem ist mir angeboten worden, wenn ich nur zusage, in Ostpreußen ein Institut für mich vom Gau Ostpreußen zu bauen. Aber das sind Luftschlösser...*[10]

Die erste namentliche Kritik am NS-System – vorher waren es mehr allgemeine Kritik am Krieg und an den Verheerungen im alliierten *Bombenterror,* dessen Opfer beklagt wurden – notiert er für Anfang 1944. Er ist zu dieser Zeit vielfach geehrt, Ehrenmitglied des Robert-Koch-Institut, Berater Karl Brandts, gefragter Redner und Ratgeber, Ehrensenator der Universität Greifswald und im Frühjahr 1944 Ritterkreuzträger zum KVK. Hier in besonderem Maß, aber auch schon früher, ist man ratlos, wie man diese Zeilen einschätzen soll. Geschrieben sind sie Anfang der 1960 Jahre – sie sollen den Abschluss seiner Kriegserinnerungen bilden. Doch es fehlt das letzte Kriegsjahr mit seinen Erlebnissen. Für Ryan et al. ist dieser Abschnitt Ausweis von Domagks Unberührtheit durch den Nationalsozialismus.

---

[9]Ebd., S. 107, 112, 113, 114, 115.
[10]Ebd., S. 192.

Obwohl schon am 10. Oktober 1941 der „Völkische Beobachter" mit der im Nationalsozialismus üblichen Fanfarenstimme verkündete: „Die große Stunde hat geschlagen" – „Der Feldzug im Osten entschieden" – „Das militärische Ende des Bolschewismus", wurden die militärischen Erfolge von Jahr zu Jahr, von Monat zu Monat, ja man kann sagen, von Tag zu Tag zu nur schlecht getarnten Niederlagen, seitdem der geniale Führer Adolf der Wahnsinnige, der Gefreite des Weltkrieges I, Generale abberief und ersetzte und selbst den Oberbefehl übernommen hatte, ein Mann bar aller Kenntnisse der Strategie.

Seit 1918 haben wir Arbeiterregierungen aller Schattierungen, mit jeder wurde es schlechter, bis die Mobilmachung der Dummheit im Nationalsozialismus zur Katastrophe führte. Von allen derartigen Massenregierungen wird zunächst die Leistung der Befähigten und Charaktere mehr und mehr ausgeschaltet, weil ihre bezahlten Funktionäre meistens selbst unfähig sind und die Leistungsfähigen fürchten. Solange das Volk nicht einsieht, dass es nicht denen folgen darf, die ihnen wie Hitler, Goebbels, Ley und Genossen den Himmel auf Erden versprechen, sondern denen, die die Leistung, ehrliche Arbeit und anständige Gesinnung von allen, im besonderen aber von ihren Führern fordern, kann es nicht anders werden. Das NS-System begann mit Lügen und erstickte in Grausamkeit und Blut. Hitler hat es leicht, bei 6 Millionen zur Macht zu kommen...

Leider waren es nicht nur Dummköpfe, die dem Rattenfänger folgten, sondern sehr wohl berechnende, sogenannte „kluge" Leute, auch Akademiker. Ein Beweis, wie wenig selbständiges Denken an deutschen Schulen und Hochschulen gelehrt wurde. Noch nie hatte es so viele Generalfeldmarschalle und Generale in Deutschland gegeben, und obwohl sie alle mehr oder weniger wussten, wie es militärisch stand, dass nämlich der Krieg hoffnungslos verloren war – kaum einer machte noch einen Hehl daraus, wenn er sich sicher vor Beobachtern glaubte – zogen sie nicht die notwendigen Konsequenzen, bis auf wenige Charaktervolle, die es versuchten, den unfähigen Größenwahnsinnigen zu beseitigen, aber dann selbst gehängt wurden. ... Wo waren plötzlich all die tapferen alten Kämpfer der Partei, als die englischen und amerikanischen Truppen vorrückten? Sie verdrückten sich mit den letzten fahrbereiten Wagen. Sie vergaßen darüber sogar den geplanten Abtransport aller Wissenschaftler nach dem Osten, wo sie einen letzten Wall um den geliebten Führer bilden sollten, sowie die Frauen und Kinder, damit nicht geschossen wurde. ...[11]

Damit enden Domagks Erinnerungen an die letzten Kriegsmonate. Sie zeugen von der Wandlung des einstmals genialen Führers in einen Wahnsinnigen. Er wäre nie auf die Idee gekommen, in das „Dritte Reich" involviert gewesen zu sein; eine Entnazifizierung, da er ja kein NSDAP-Mitlied gewesen sei, sei bei ihm nicht nötig. Er sei nur forschender Arzt. Eine damals gängige Argumentation. Dass sich verschiedene Autoren an diesen Betrachtungen bedienen, um sie für ihre Zwecke zu gebrauchen, ist unredlich und kurzsichtig.

---

[11] Ebd., S. 237, 238, 239.

Kapitel 3
Domagk und Behnke

Domagk und Behnke müssen sich vertraut gewesen sein – auch wenn Domagk in Behnkes Erinnerungen kaum erscheint und Behnke bei Domagk überhaupt nicht.

Nur ein einziges Mal erwähnt der berühmte Mathematiker und Professorenkollege Heinrich Behnke[1] (1898–1979) in Münster in seinen Ende der 1970er Jahre geschriebenen Erinnerungen Gerhard Domagk, den *Nobelpreisträger und Ritter des Ordens pour le mérite*. Er schildert eine – auf den ersten Blick – ‚verpasste' Begegnung: Als er bei einem Sitzungstag eine Pause eingelegt habe und auf den Korridor getreten sei, habe ihn Domagk aufgefordert, ihn – Domagk – zum Bahnhof zu begleiten, was er aber dankend abgelehnt habe, da er den weiteren Verlauf der Sitzung habe verfolgen wollen. Er fährt in seiner Schilderung fort: *Dann habe ich ihn nicht wiedergesehen. Er starb kurz darauf. Mich hat dann der Gedanke bedrückt, daß er noch ein ernsthaftes Anliegen gehabt haben konnte.* Und erst am Schluss dieser Passagebekennt er: *Wir kannten uns aus den Anfängen meiner Zeit in Münster. Sein früherer Chef Groß, der 1933 Selbstmord begangen hatte, hatte demselben Abendkreis angehört wie ich.*[2] Behnke muss in seiner Schilderung dieses Erlebnisses Wesentliches ausgelassen haben.

Dass Behnke allein dieses Ereignis von 1963/1964 in seinen Erinnerungen an Domagk für Wert festgehalten zu werden erachtet, erstaunt. Doch die Spuren, die er legt, lassen seine affektive Beteiligung vermuten. Er war seit 1925 mit Aenne Albersheim (1901–1927), einer Tochter aus einer bekannten Frankfurter Familie verheiratet. Das Zusammentreffen Behnkes mit Domagk macht seine Anfangszeit in Münster lebendig. Er ist 1927 auf ein Ordinariat für Mathematik berufen worden. Im gleichen Jahr, kurz zuvor, stirbt seine Frau nach der Geburt

---

[1]Behnke war von 1927–1967 Ordinarius in Münster. Herkunft der 1. Ehefrau: http://albersheim.com/tree/albershei/aqwg06.htm. Zugegriffen 09.07.2016.

[2]Behnke H (1978) Semesterberichte. Ein Leben an deutschen Universitäten im Wandel der Zeit. Vandenhoeck & Ruprecht, Göttingen, S. 234.

des Sohnes, der dann in der Familie seiner Frau aufwächst. Um diesen Sohn lebt er in ständiger Sorge, da dieser für die Nationalsozialisten ein „Halbjude" ist. Behnke erwähnt, wie beiläufig, Gross, den Direktor des pathologischen Institutes und Lehrer Domagks, der ihn von Greifswald nach Münster 1925 ‚mitgenommen' und zu seinem Oberassistenten gemacht hatte. Auch wenn Domagk 1927 zu Bayer nach Elberfeld wechselt, so bleibt er immer der Universität verbunden. Das zeigt auch sein ausgehandelter Arbeitsvertrag, der ihm die jährliche Rückkehr an die Universität gestattet. Für Domagk ist die wöchentliche Lehrveranstaltung, die er bis weit in den Krieg anbietet, Ausdruck seiner inneren Nähe zur Universität. Thema in dem *Abendkreis,* zu dem Behnke schon in den späten 1920er Jahren gehört, dürfte auch der ‚Suicid' von Domagks Lehrer gewesen sein, den zwei Nazi-Aktivisten – eigene Assistenten von Gross – in den ‚Suicid' Herbst 1933 getrieben haben – jedenfalls ist dieser ‚Suicid' eines bekannten Professors in der Stadt in aller Munde.[3] Auch bei Domagk muss dieses Ereignis eine tiefe Erschütterung hinterlassen haben. Er ist seinem Lehrer *eng verbunden:* Er nimmt sich der Frau von Walter Gross und der Kinder an – so sein Biograf Grundmann.[4]

Dieses Ereignis findet in Domagks Lebenserinnerungen erstaunlicherweise keinen Nachklang. Der Leichenrede, die Domagk an der Bahre hält, meint man den Anbeginn einer neuen Zeit anzumerken. *…Dankerfüllt denken wir an ihn als Lehrer, als Forscher, als Freund, der er uns Jungen war. Wer mag ihn richten? Gott wird ihn richten.* Nicht die Andeutung der infamen Hetzkampagne gegen ihn, die ihn in den Tod getrieben hatte. Bei Domagk mag man zweifelnden Unglauben vermuten. Behnke geht in seinen Erinnerungen auf dieses Ereignis nicht weiter ein. Bei Grundmann ist Gross freiwillig aus dem Leben geschieden und seine Schuld erwiesen.

Den 3. Assistenten am pathologischen Institut, Christian Hackmann, der sich nicht an der weiteren Hetzkampagne beteiligt und sich von den Naziaktivisten distanziert, stellt Domagk 1934 in seiner Abteilung in Elberfeld ein – er wird von 1960–1963 mit der kommissarischen Leitung des Institutes für Experimentelle Pathologie betraut und damit sein Nachfolger.[5]

---

[3] Ausführlich: Ferdinand U (2012) Die Medizinische Fakultät. In: Thamer H-U, Droste D, Happ S [Hrsg], Die Universität Münster im Nationalsozialismus. Aschendorff, Münster, S. 413–530, hier S. 458–465 und Heiber H (1994) Universitäten unterm Hakenkreuz, Teil II: Die Kapitulation der Hohen Schulen, Das Jahr 1933 und seine Themen. De Gruyter Saur, München, S. 714–719. Wenige Monate nach dem ‚Suicid' von Walter Gross erschüttert ein zweiter ‚Suicid' die Medizinische Fakultät. S. auch: http://www.flurgespraeche.de/wp-content/uploads/2017/03/Gedenkblatt_Walter_Gross_neu.pdf. Zugegriffen 19.12.2019.

[4] Grundmann E (2001) Gerhard Domagk – Der erste Sieger über die Infektionskrankheiten. LIT, Münster, S. 22 und 162. Der Vergleich der Schilderung der genauen Umstände, die zum ‚Suicid' führen, bei Grundmann, Ferdinand und Heiber zeigt deutlich die Tendenz bei Ersterem, die Auswirkungen des Nationalsozialismus nur dann zu erwähnen, wenn es unumgänglich ist oder sie als solche sofort erkennbar sind.

[5] Ebd., S. 164. – Es entbehrt nicht einer gewissen Ironie, dass Domagk in seiner Literaturliste zur Nobel-Lecture 1947 einen der beiden Nazi-Aktivisten, den damaligen Sturmbannführer Wilhelm Klostermeyer (1908–?) mit seinem Beitrag zur erfolgreichen Sulfonamidbehandlung von Knieverletzungen aufführt [Domagk G (1947) Further Progress in Chemotherapy of

3 Domagk und Behnke

Unmittelbar bevor Behnke in seinen „Semesterberichten" Domagk erwähnt, erinnert er sich an Walter Kikuth (1896–1968), den Abteilungsleiterkollegen von Domagk, von 1929 bis 1949 in Wuppertal-Elberfeld, *ein sehr erfolgreicher Tropenhygieniker,* den er gut gekannt habe.[6] Kikuth war als angesehener Wissenschaftler der I.G. Farben eingebunden in die Planung der Fleckfieber-Forschung in Warschau 1940. Er war Teilnehmer der Krynica-Konferenz Okt. 1941, die der Verzahnung des Gesundheitswesens im Generalgouvernement Polen mit der Politik der Vernichtung diente. Anwesend war er an einer Besprechung in Arnsdorf Juli 1942 zur Vorbereitung von Menschenversuchen mit einem Antimalaria-Wirkstoff. Von Domagk wird er 1952 für den Nobelpreis (mit den Bayer-Chemikern Mietzsch und Mauß) vorgeschlagen; er steht mit seinen Kontakten zum Hamburger Tropen- und zum Robert-Koch-Institut, mit seinen Forschungen über Malaria und Fleckfieber, beteiligt an den Aktivitäten der I.G.Pharma-Sparte, für die Verwicklung deutscher Ärzte in Menschenversuche.[7,8]

Behnke ist seit den Anfängen seiner Münsteraner Zeit mit Domagk bekannt. Gut bekannt? Man möchte das bejahen. Jedenfalls Behnke hält sich für so

---

Bacterial Infections. Nobel Lectures, Physiology or Medicine 1922–1941. Elsevier, Amsterdam 1965, S. 490–529, hier S. 527 (http://www.nobelprize.org/nobel_prizes/medicine/laureates/1939/Domagk-lecture.pdf. Zugegriffen 18.06.2016)]. Klostermeyer ist nach dem Krieg ao. Professor der Universitätsklinik Aachen (Döbber C (2013) Politische Chefärzte? Kassel University, Kassel, S. 73–81 [http://www.uni-kassel.de/upress/online/frei/978–3-86219–014-0.volltext.frei.pdf. Zugegriffen 01.07.2016]). Erich-Emil Benecke (1907–1961), der andere Nazi-Aktivist, wurde 1944 apl. Professor an der Uni Rostock (http://cpr.uni-rostock.de/metadata/cpr_person_00003349).

[6]Behnke [wie Anm. 2], S. 234. – Kikuth ist Ordinarius an der Medizinischen Akademie Düsseldorf 1948–1965. 1950 wird sein Nachfolger in Elberfeld Rudolf Gönnert, Mitarbeiter seit 1937 und ebenfalls Teilnehmer der Krynica-Konferenz, verwickelt in Menschenversuche im KZ Buchenwald, in die Fleckfieberforschung in Lemberg, Generalgouvernement Polen.

[7]Klee E (³2011) Das Personenlexikon zum Dritten Reich. Wer war was vor und nach 1945. Fischer, Frankfurt a. M., S. 308.

[8]Stellbrink S (2003) hat sich mit der Involviertheit Kikuths in den Nationalsozialismus befasst (Walter Kikuth und das Hygiene-Institut an der Medizinischen Akademie Düsseldorf. In: Woelk W et al. [Hrsg]: Nach der Diktatur. Die Medizinische Akademie Düsseldorf nach 1945, Klartext, Essen, S. 303–322). Ganz am Schluss (S. 321) konzediert die Autorin, dass Kikuths *Wissen um Zweck und Ausführung* [der Menschenversuche in KZs, DS] *nur schwerlich zu bezweifeln ist.* Selbst wenn nur dieser Befund erhoben werden könnte, müsste von Mitverantwortung gesprochen werden. – Die Entnazifizierung Kikuths verlief nicht so problemlos wie die von Domagk. Da er seit 1937 Mitglied der NSDAP war, wurde er im Februar 1946 kurz aus seiner Stellung als Prokurist der I.G. Farben entfernt; wegen der Bedeutung Kikuths für die Forschung wurde diese Maßnahme aufgehoben. Sowohl in Düsseldorf – er wurde kommissarischer Direktor des Hygiene-Instituts – als auch in Wuppertal musste er sich vom Entnazifizierungsausschuss überprüfen lassen. Gegen die Wuppertaler Einstufung in die Kategorie IV (Mitläufer) legte er erfolgreich Berufung ein, sodass er ab 1949 von beiden Ausschüssen in der Kategorie V (entlastet) geführt wurde. Dass er im NS-System ein geschätzter Wissenschaftler war, geriet nicht ins Blickfeld. (LA Nordrhein-Westfalen, Abteilung Rheinland, NW 1002-MED Nr. 6755 und NW 1022-K Nr. 22571 bzw. NW 1022-G Nr. 22529).

vertrauenswürdig, dass Domagk sich mit einem *ernsthaften Anliegen* kurz vor seinem Tod an ihn wenden könne. Diese Fantasie wirkt nach in in einem Schuldgefühl, Domagk die Begleitung zum Bahnhof abgeschlagen zu haben: Dem ‚Bezwinger' bakterieller Infektionen. So wird Behnke durch Domagks Gegenwart an seine frühe Zeit in Münster erinnert.[9] Durch den Tod seiner Frau wird er für die Nationalsozialisten später zu einem „Arier", der „jüdisch" versippt *war.* Nur so ist sein einigermaßen ungefährdetes Leben im NS-System, *im Schatten des braunen Sturms,* wie er schreibt, zu erklären.[10] Er ist dennoch unter ständiger Beobachtung, schreibt Uta Hartmann.[11] Es wird ihn die Ungewissheit belastet haben, wie er sich wohl verhalten hätte, wäre er ein ein „jüdisch" Versippter geblieben. Auch dies hätte wohl Wilhelm Süss, Mathematiker, Rektor (1940–1945) der Freiburger Universität, nicht daran gehindert, ihm ab Anfang der 1940er Jahre erst während der Semesterferien, später darüber hinaus den Aufenthalt in Freiburg zu ermöglichen. Schließlich holt er Behnke als Mitarbeiter an sein 1944 gegründetes „Reichsinstitut für Mathematik" im Schwarzwald. Süss, Parteimitglied, war im Reichsforschungsrat für Mathematik zuständig, bei seiner Kollaboration mit dem REM von großem diplomatischen Geschick und hatte beste Beziehungen in hohe Parteikreise.[12] Behnke schildert diese fast ein Jahr während Zeit verharmlosend, wobei er manche Information, die er gehabt haben muss, auslässt.[13]

Er wiederum ruft in Domagk die Anfänge des „3. Reiches" wach: Einerseits sieht Domagk als glühender Deutsch-Nationaler erwartungsvoll das Heraufziehen der Nationalen Revolution, andererseits aber muss er den Tod seines Lehrers beklagen, der durch die Denunziationen von Naziaktivisten in den Tod getrieben wurde. Und nicht nur die Anfänge: Seine Rolle als Teil der ärztlichen Elite Deutschlands im NS-System wird so lebendig, dass Behnke im Nachhinein Schuldgefühle bekommt, sich nicht für eine letzte Klärung bereitgefunden zu haben.

---

[9]Hartmann U (2009) Heinrich Behnke (1898–1979): Zwischen Mathematik und deren Didaktik. Peter Lang, Frankfurt a. M., S. 21.

[10]Behnke [wie Anm. 2], S. 117–159. Behnke war einer von zehn Dozenten, über die der Rektor dem Ministerium berichten solle, weil sie unter die Bestimmungen des Berufsbeamtengesetzes fallen würden. Die Gleichschaltungskommission stellte am 17.07.1933 fest: … 3.) *Heinrich Behnke, Ordinarius für Mathematik – Anhänger extremster [sic] pazifistischer Ideen, lässt sein Kind aus 1. Ehe mit einer Jüdin im jüdischen Glauben erziehen (mildernde Umstände: dies angeblich der im Wochenbett verstorbenen Kindsmutter versprochen, große wissenschaftliche Bedeutung),* zit. aus Heiber [wie Anm. 3], S. 703–704.

[11]Hartmann [wie Anm. 9], S. 43.

[12]Remmert V (1999) Vom Umgang mit der Macht. Das Freiburger Mathematische Institut im „Dritten Reich". 1999. Zeitschrift für die Sozialgeschichte des 19. und 20. Jahrhundert, S. 56–85.

[13]So führte Süss die „Entjudung" der „Deutsche Mathematiker Vereinigung" maßgeblich in den späten 1930er Jahren durch.

3 Domagk und Behnke

Behnkes Schilderung der NS-Zeit meint man noch die Vorsicht und begründete Ängstlichkeit anzumerken. In seiner Sicht auf die NS-Zeit sind deren Akteure von einer Krankheit befallen: Es sind *Narren*.[14] Er erspart sich damit nicht nur die Auseinandersetzung über seine persönliche Rolle als Opfer und Kollaborateur, wenn auch als „ungleicher Partner" von Süss, im NS-System. Er vermeidet sie: So können auch seine Bemerkungen zu Domagk besser verstanden werden. Er zieht aus der Schwierigkeit, einen *Nazi* zu erkennen, den persönlichen Schluss, Milde walten zu lassen.[15]

Die Lebenserinnerungen von Domagk, in denen die tatsächlichen Opfer der NS-Zeit unsichtbar sind, und die Semesterberichte von Behnke sind Beispiele von Verdrängung und Verleugnung, Beispiele vom Glätten der Lebensgeschichte. Ihre Begegnungen, zumal ihre letzte, sind von der Verwobenheit eigener Affekte mit denen des Anderen überschattet: Sie waren sich vertraut und wussten so viel mehr als sie sagen konnten und wollten. Die weiteren Kapitel dieses Buchs könnten eine Antwort darauf geben, was Behnke mit dem Domagk unterstellten *ernsthaften Anliegen* gemeint haben könnte.

---

[14]Hartmann [wie Anm. 9], S. 55, 56.
[15]Anspielung auf den Artikel von Remmert V (2002) Ungleiche Partner in der Mathematik im „Dritten Reich": Heinrich Behnke und Wilhelm Süss, Math. Semesterberichte 49, S. 11–27.

Kapitel 4
Marfanil und die Kriegschirurgie

Inhaltsverzeichnis

4.1 Sulfonamide in der Geschichte... 23
4.2 Zur Sulfonamidforschung in der Kriegschirurgie............................. 27
4.3 Der unentschiedene Streit in der Kriegschirurgie?........................... 41

Dieses Kapitel bringt den heftig geführten Streit um die Wirksamkeit lokaler Sulfonamide bei der Behandlung infizierter Kriegswunden in Erinnerung. Bis Kriegsende ist – im Gegensatz zu den Alliierten – die Sulfonamidbehandlung von Kriegswunden in der deutschen Armee nicht obligat und bleibt umstritten. Zeitgleich finden die Humanversuche im KZ Ravensbrück statt, um eine ‚wissenschaftliche' Klärung dieses Streits herbeizuführen, der nach Kriegsende langsam verblasst, aber nicht entschieden wird.

4.1 Sulfonamide in der Geschichte

Unbefangen lässt sich über Sulfonamide nicht reden. Wohl kaum einer anderen wichtigen Arzneistoffgruppe ist die unheilvolle Geschichte des Nationalsozialismus so eingeschrieben wie dieser. Damit ist weniger gemeint, dass Gerhard Domagk (1895–1964), 1932 der Entdecker der antimikrobiellen Wirkung der Sulfonamide, gezwungen wird, den ihm 1939, vier Jahre nach der Erstveröffentlichung, verliehenen Nobelpreis zurückzuweisen.[1] Sondern mehr: Die unentschiedene Haltung des deutschen Heeressanitätswesens während des ganzen Krieges zur Verordnung von Sulfonamiden bei der lokalen Behandlung von

---

[1] Einzelheiten hierzu: Stummeyer, Domagks Nobelpreisehrung, Kap. 5.

Kriegswunden.[2] Im Gegensatz dazu setzen britische und französische Armee ab den ersten Kriegsmonaten Sulfonamide ein, genauso später die amerikanische Armee. Der Erfolg der deutschen Offensive ist ungleich wichtiger als die Rettung von Kriegsverwundeten.[3] Und zuallererst: Um letztlich ‚wissenschaftliche Klarheit' über die Wirkung von Sulfonamiden bei der Vermeidung von Wundinfektionen zu erhalten, werden von Juli 1942 bis Oktober 1943 in der Verantwortung der SS grausame Humanexperimente an Häftlingsfrauen des KZ Ravensbrück ausgeführt, nachdem 1941 bereits Sulfonamide an Häftlingen des KZ Dachau für die I.G. Farben-Bayer getestet werden.[4]

In der wissenschaftlichen Diskussion melden sich Anhänger bis entschieden ablehnende Autoren zu Wort.[5] Die Befürworter sprechen sich schon früh für eine lokale Behandlung von Kriegswunden mit Sulfonamiden aus, ohne dass die chirurgische Wundversorgung deswegen vernachlässigt werden dürfe. Die Gegner einer lokalen Sulfonamidbehandlung lassen nur eine fachgerechte chirurgische Wundversorgung gelten und befürchten deren Vernachlässigung für den Fall, dass sich die Sulfonamidanwendung durchsetze, die zudem keinen Nutzen bringe. In der Hauptsache geht die Konfliktlinie zwischen den beiden befürwortenden Dermatologie-Ordinarien Hans Theodor Schreus (1892–1970) und Josef Vonkennel (1897–1963) und den ablehnenden Chirurgen einerseits, zwischen zustimmenden und ablehnenden Chirurgen andererseits. Die tierexperimentelle Autorität von Domagk wird weitgehend anerkannt. Je weiter man von der Front entfernt ist, d. h. je weniger die Operationsbedingungen denen der Front

---

[2]Behrendt K P (2003) Die Kriegschirurgie 1939–1945 aus der Sicht der Beratenden Chirurgen des deutschen Heeres im Zweiten Weltkrieg. Dissertation, Universität Freiburg i. Br. und Rädisch F (1994) Die Sulfonamidtherapie im Heeres-Sanitätsdienst der deutschen Wehrmacht. Dissertation, Universität Leipzig schildern in ihren Dissertationen dieses unentschiedene Verhalten der Heeressanitätsinspektion.

[3]Ebbinghaus A, Roth, K H (2001) Kriegswunden. Die kriegschirurgischen Experimente in den Konzentrationslagern und ihre Hintergründe. In: Ebbinghaus A, Dörner K (Hrsg): Vernichten und Heilen. Der Nürnberger Ärzteprozeß und seine Folgen. Aufbau, Berlin, S. 177–218, hier S. 179, 202, 207. – *Whereas in World War I, the U.S army lost 8,25 % of its wounded by death, in World War II, when sulphonamides were used extensively, only 4,5 % died. In World War I 1,68 % of men reporting-sick in the American army died; now the figure is less than one tenth, i.e. 0,1 %* [Domagk G (1947) Further Progress in Chemotherapy of Bacterial Infections. Nobel Lectures, Physiology or Medicine 1922–1941. Elsevier, Amsterdam 1965, S. 490–529, hier S. 507. S. auch: Lockwood J (1948) Introduction und Altemeier W, Furste W L (1948) The Problem of Gas Gangrene. In: Andrus E C et al. [Hrsg], Advances in Military Medicine, Volume I. Little, Brown and Company, Boston, S. 91–94, 140–148].

[4]Klee E (2015) Auschwitz, die NS-Medizin und ihre Opfer. Fischer, Frankfurt a. M., 6. Auflage, S. 144–150 und S. 285–286.

[5]Als Anhänger mag hier Hans von Haberer (Ordinarius, Präsident der Deutschen Gesellschaft für Chirurgie (DGCh) 1940 und Beratender Chirurg der Wehrmacht) und als ablehnend der Sulfonamidbehandlung gegenüber eingestellt Martin Kirschner (Ordinarius, Präsident der DGCh 1934 und Beratender Chirurg der Wehrmacht) genannt werden.

4.1 Sulfonamide in der Geschichte

entsprechen, desto skeptischer sind die Chirurgen den Sulfonamiden gegenüber eingestellt.[6]

Als mit dem Überfall auf die Sowjetunion die Zeit der „Blitzkriege" beendet ist und das Sanitätswesen mit der großen Mobilität der Truppen, den neuartigen Verwundungsbildern und den Transportproblemen der Verletzten konfrontiert ist, stellt sich das Problem der Kriegswunden dringlicher denn je. Es ist die Führung der Waffen-SS, die auf eine Lösung in der Frage der Sulfonamid-Anwendung drängt, nachdem das Heeressanitätswesen schon lange deren Prüfung ohne endgültiges Ergebnis vornimmt. Einerseits geht es um den Führungsanspruch, der mit dem zunehmenden Einfluss der SS hinterfragt wird. Andererseits ‚kämpfen' drei Schulen um die Vorrangstellung innerhalb der SS: Ärzte, die Kriegswunden homöopathisch behandeln (mit Unterstützung Heinrich Himmlers [1900–1945]), Ärzte, die eine lokale Sulfonamidbehandlung befürworten (mit Unterstützung des Reichsarztes SS Ernst-Robert Grawitz [1899–1945]) und Ärzte, die ausschließlich die chirurgische Wundversorgung propagieren (mit Unterstützung des Leibarztes von Himmler und des Beratenden Chirurgen der SS Karl Gebhardt [1897–1948]).[7]

Einen anschaulichen Eindruck vom vorgefundenen Zustand der Lazarette in seinem Einsatzgebiet an der Ostfront im Sommer 1941 schildert Hans Killian (1892–1982), ein Beratender Chirurg. (Killian korrespondiert – erst ohne und dann mit *Heil Hitler* – mit Domagk, um einen allgemeinen Sulfonamideinsatz in der Kriegschirurgie voranzutreiben.)

> *Nur mit einem solchen Aggregat* [das fehlt, DS] *kann man eine elektrische Saugpumpe, einen Elektrobohrer, einen leichten oder einen schweren Röntgenapparat* [fehlt ebenfalls, DS] *in Betrieb nehmen … Die neuen Veterinärlazarette sind dagegen sämtlich mit Aggregaten und Röntgengeräten, mit elektrischer Beleuchtung, Elektrobohrern und anderen modernen Geräten ausgerüstet … Für die Pferde ist besser gesorgt als für unsere Verwundeten und Kranken …,*

klagt Killian.[8] Er soll, laut einer Aussage von Ding-Schuler (1912–1945, SS-Hygieniker), Ende 1942 an einer Sitzung der Militärärztlichen Akademie teilgenommen haben, in der Killian Zeuge gewesen sei, wie Ding-Schuler die Teilnahme an einer *Euthanasie durch Phenol* befohlen worden sei.[9]

---

[6]Behrendt [wie Anm. 2], S. 80. Schon Anfang 1941 berichtet Brunner W hinsichtlich der lokalen Sulfonamidbehandlung von *Erfolge(n), die alle Erwartungen übertreffen* (Zentralbl. Chir. 68, S. 290). S. aber Anm. 57.

[7]Ebbinghaus/Roth [wie Anm. 3], S. 212. – Jütte R (2014) Homöopathie und Nationalsozialismus: Letztendlich keine Aufwertung der Homöopathie. Dtsch. Arztebl. 111[8]: A 304–6, plädiert statt des hier gebrauchten Ausdrucks *homöopathisch* für den präziseren Begriff *biochemisch*.

[8]Killian H (2000) Im Schatten der Siege. Als beratender Armeechirurg an der Ostfront. Kaiser, Klagenfurt, S. 24. Von seinem Kampf für den Einsatz von Sulfonamiden handeln die folgenden Kapitel. S. auch Ebbinghaus/Roth [wie Anm. 3], S. 179.

[9]Klee E [wie Anm. 4], S. 151, 152. Ding-Schuler war am Hygiene-Institut der Waffen-SS und KZ-Arzt in Buchenwald.

Der Beginn der KZ-Experimente wird beschleunigt durch den Ausgang des Attentates auf Reinhard Heydrich (1904–1942) Ende Mai 1942,[10] der zwar erfolgreich operiert wird, jedoch nach 8 Tagen an einer „Sepsis" stirbt.[11] Gebhardt, ein Gegner der Sulfonamidbehandlung, der von Himmler beauftragt für die Behandlung Heydrichs in Prag verantwortlich ist, unterlässt die Gabe von Sulfonamiden. Hitlers Leibarzt Theo Morell (1886–1948), ein Befürworter der Sulfonamidbehandlung, kritisiert Gebhardts Vorgehen und erweckt den Eindruck, Heydrich hätte möglicherweise überlebt, wenn er mit Sulfonamiden behandelt worden wäre. Dadurch gerät Gebhardt unter großen Rechtfertigungsdruck bei Hitler und Himmler.[12] Nach dem negativen Ausgang der Menschenversuche – im Wesentlichen wird die Unwirksamkeit der Sulfonamide festgestellt – kommt es trotzdem nicht zum Verstummen der Kontroverse um die Wirksamkeit der lokalen Sulfonamidbehandlung, im Gegenteil: Sie setzt sich in der Zukunft, wenn auch langsamer, auch ‚ohne Befehl' durch.

In neuerer Zeit wird versucht, eine Neubewertung der Menschenversuche im „Dritten Reich" einzuführen. Volker Roelcke sieht – bei allem Abscheu über die Missachtung jeglicher ethischer Bedenken bei den Experimentatoren – eine rationale Logik bei den Menschenversuchen am Werk: Die Übertragung des Tiermodells auf das Humanmodell, ein Schritt zum noch ausstehenden Nachweis der Wirksamkeit der Sulfonamide in der Kriegschirurgie. Im Besonderen wird auf die methodologischen Differenzen zwischen Domagk, Kirschner und Schreus abgehoben, die hier nur am Rande interessieren. Auch für Astrid Ley sind die Versuche *in medizinischem Sinne durchaus seriös*. Ebbinghaus/Roth dagegen

---

[10]Nach Baader G (1986) Medizinische Menschenversuche im Nationalsozialismus. In: Helmchen H, Winau R (Hrsg) Versuche mit Menschen in Medizin, Humanwissenschaft und Politik. De Gruyter, Berlin, S. 41–82, hier S. 62 ging den Menschenversuchen im KZ Ravensbrück voraus eine Vertrauenskrise der Verwundeten an der Ostfront, Hilflosigkeit der Ärzte dem Gasbrand gegenüber und eine Flugblattaktion der Alliierten, die von einem Infektionsschutz für verwundete, alliierte Soldaten durch Sulfonamid und Penicillin berichtete. Hitler gab zur gleichen Zeit seine Erlaubnis zu Humanversuchen (Mitscherlich A, Mielke, F [wie Anm. 11], S. 172). – Heydrichs Tod spielt bei Roelcke V (2014) nur eine unwesentliche Rolle für den Beginn der Menschenversuche (Sulfonamide Experiment on Prisoners in Nazi Concentration Camps: Coherent Scientific Rationality Combind with Complete Disregard of Humanity. In: Rubenfeld, S; Benedict, S (Hrsg): Human Subjects Research after the Holocaust. Springer International, Schweiz, S. 51–66, hier S. 54).

[11]Sepsis in Anführungszeichen, weil Hardt in einer Nachschau der Obduktionsbefunde keinen Hinweis auf ein septisches Geschehen findet: Erstaunlicherweise weichen die Obduktionsbefunde entschieden von der offiziellen pathologischen Diagnose [Sepsis, DS] ab ... (Hardt N (2012) Das Attentat von Prag 1942 und die Chirurgie – Zwischen Wissenschaft und Politik. In: Deutsche Gesellschaft für Chirurgie (Hrsg): Mitteilungen, Heft 2, S. 157–164, hier S. 161).

[12]Weitere Beweggründe für Gebhardts Voreingenommenheit: Ley A (2006) Wissenschaftlicher Fortschritt, äußerer Druck und innere Bereitschaft. In: Ley A, Ruisinger, M M [Hrsg] Gewissenlos–Gewissenhaft. Menschenversuche im Konzentrationslager. Specht, Erlangen, S. 35–51, hier S. 40–43. Mitscherlich A und Mielke F (2012) betonen, dass *die Rolle von Heydrichs Tod auf die spätere Durchführung der Humanversuche [...] kaum überschätzt werden kann*. Gebhardts Wortwahl des *freiwillig gewählten Einflusses* auf die Humanversuche, den er ausüben will, ist vielsagend (Medizin ohne Menschlichkeit. Fischer, Frankfurt a. M., 18. Auflage, S. 173 und 174).

erkennen in den Versuchen keinen Sinn. Ulf Schmidt qualifiziert die Menschenversuche als *medizinpolitische Geste*. In ähnlicher Weise äußert sich Judith Hahn. Vladimir Pliska hält die Versuche nach Auswertung der Protokolle des Nürnberger Ärzteprozesses 1946/1947 für *völlig wertlos*. Es sei kaum möglich gewesen, den Zustand der Versuchspersonen *mit der Therapie zu korrelieren. Auch bei einem anderen Vorgehen hätte man die Domagkschen Ergebnisse nicht wesentlich erweitern können*.[13] Die Ergebnisse der Versuche sind durch die Art ihres Zustandekommens (Aufsicht der SS, ein Versuchsleiter, der ein negatives Ergebnis benötigt, keine gesunden Probanden nach langer Lagerhaft) jedenfalls unbrauchbar. Roelcke gelingt es, die Ausführung des Experimentes von seiner Methodik zu trennen. Dass der negative Ausgang der Versuche nicht zum Zurückziehen der im Mai 1942 ausgesprochenen Empfehlung einer Sulfonamidbehandlung infizierter Kriegswunden führt, nährt trotz der Rivalität zwischen Wehrmacht und SS Zweifel an der Begründung für die Humanexperimente im KZ Ravensbrück.

4.2 Zur Sulfonamidforschung in der Kriegschirurgie

Mehrere Ebenen sind bei der Skizzierung der Verhältnisse im nationalsozialistischen, Krieg führenden Deutschland zu beachten. Verschiedene Forschungslabore, wie von Bayer und Schering zB, konkurrieren um die Entwicklung neuer Sulfonamide mit einem gezielten Wirkungsspektrum, das auf den Bedarf der Wehrmacht abgestimmt sein und hier besonders die Behandlung infizierter Kriegswunden verbessern soll. Ökonomische Interessen der pharmazeutischen Unternehmen spielen bei der Forschung der Chemotherapeutika eine entscheidende Rolle, was eine Nähe zum NS-System bedingt. So wird 1941 Heinrich Hörlein (1882–1954), der Domagk 1927 zu I.G. Farben/Bayer holt, „Wehrwirtschaftsführer".[14] Die neuen Substanzen werden vornehmlich der Heeressanitätsinspektion zur Prüfung im Einsatz gegeben. Und: Es gibt eine

---

[13]Roelcke V (2006) Fortschritt ohne Rücksicht. In: Ley/Ruisinger [Hrsg], S. 101–114, hier S. 109–111). – Ley [wie Anm. 12], S. 47. – Ebbinghaus/Roth [wie Anm. 3], S. 214. – Schmidt U (2009) Hitlers Arzt Karl Brandt. Medizin und Macht im Dritten Reich. Aufbau, Berlin, S. 413. – Hahn J (2008) Grawitz, Genzken, Gebhardt. Drei Karrieren im Sanitätsdienst der SS. Klemm & Olschläger, Münster, S. 461. – Pliska V (2013) Sulfonamide & die ersten Antidiabetika. In: Kut E, Schmid, M (Hrsg) Heilen – Gesunden. Das andere Arzneibuch. Festschrift zum 60. Geburtstag von Gerd Folkers. Collegium Helveticum 9, Zürich, S. 23–27, hier S. 26.

[14]Bovet D (1988) Une chimie qui guérit – Histoire de la découverte des sulfamides. Payot, Paris, selbst an der Entdeckung des wirksamen Prinzips der Sulfonamide 1935 beteiligt und Nobelpreisträger 1957, hat in seinem Buch 12 Seiten (S. 155–166) dem I.G. Farben-Prozess, speziell Heinrich Hörlein gewidmet und an das Buch von DuBois J Jr. (1952) The devil's chemists. Beacon, Boston, erinnert, das geschrieben ist aus der Sicht des Anklägers (http://arcticbeacon.com/books/The_Devils_Chemists_Josiah_DuBois%281952%29.pdf. Zugegriffen 15.03.2016). S. auch: Roth K H (2008) Case IV. Der Nürnberger Prozess gegen I.G. Farben (http://www.wollheim-memorial.de/files/990/original/pdf_Karl_Heinz_Roth_Case_VI._Der_Nuernberger_Prozess_gegen_ig_Farben.pdf. Zugegriffen 02.04.2016).

I.G.Pharma-Sparte mit Verbindungen zu den Konzentrationslagern Buchenwald, Dachau und Mauthausen.[15] Die einzelnen Forscher, von Domagk bis Vonkennel, sind in ganz unterschiedlichem Maß in das NS-System eingebunden – der erstere, ohne Parteimitglied zu sein, betreibt seine, im Dienste von Bayer, kriegswichtige Forschung und bleibt zugleich loyal zum NS-Staat. Letzterer schließt als SS- und zukünftiges SD-Mitglied mit der SS, unter Förderung Himmlers, über die Errichtung eines Forschungsinstituts einen Geheimvertrag, der bei der Herstellung „deutschen Penicillins" auch Menschenversuche mit KZ-Häftlingen vorsieht.[16]

Bereits 1940 sei Prontalbin [Sulfanilamid] nach einer klinischen Prüfung mit Gasbrandserum zur Behandlung von Gasbrand von Domagk empfohlen worden. Ab 1939 werden Sulfonamide von Paul Martini (1889–1964) in Lazaretten klinisch gegen *Ruhr und Gasbrand* getestet. Noch lange vor der offiziellen Empfehlung zur Sulfonamidbehandlung infizierter Kriegswunden durch die Heeres-Sanitätsinspektion (Mai 1942) wird ein Gemisch aus den Sulfonamiden Marfanil/Prontalbin/Eleudron als Puder – ein Produkt von I.G. Farben Bayer – gegen Gasbrandinfektionen eingesetzt.[17] Hier soll nur das Schicksal des Marfanil als Präparat gegen Gasbrand verfolgt werden.

---

[15]Klee E [wie Anm. 4], hier bes. S. 279–345, 395–447. Weindling P (2015) Victims and Survivors of Nazi Human Experiments, Science and Suffering in the Holocaust. Bloomsbury, London, S. 105–107. Werther T (2004) geht in seiner Dissertation (Fleckfieberforschung im Deutschen Reich 1914–1945. Untersuchungen zur Beziehung zwischen Wissenschaft, Industrie und Politik unter besonderer Berücksichtigung der I.G. Farben. Universität Marburg. (http://archiv.ub.uni-marburg.de/diss/z2008/0157/pdf/dtw.pdf. Zugegriffen 16.03.2016) diesen Verwicklungen nach. Nach Werther instrumentalisierten Politik, Militär, Wissenschaft und I.G. Farben seit Ende 1941 den SS-Apparat, *um die Voraussetzungen in den Konzentrationslagern für vergleichende Menschenversuche zu schaffen*, die kurz darauf im Konzentrationslager Buchenwald begannen (Tagungsbericht: Das Robert Koch-Institut im Nationalsozialismus. Eine wissenschaftshistorische Bestandsaufnahme, 19.01.2007–20.01.2007 Berlin, in: H-Soz-Kult, 26.03.2007, http://www.hsozkult.de/conferencereport/id/tagungsberichte-1508. Zugegriffen 20.03.2016).

[16]Die näheren Umstände der Berufung Vonkennels nach Leipzig und des Zustandekommens des Geheimvertrages schildert Schreiber C (2008) Elite im Verborgenen. De Gruyter Oldenbourg, München, S. 263–266.

[17]Lesch J (2007) The First Miracle Drugs: How the Sulfa Drugs Transformed Medicine. Oxford University, Oxford, S. 93–97, beschreibt dieses Geschehen ausführlich. – Grundmann E (2001) Gerhard Domagk – Der erste Sieger über die Infektionskrankheiten. LIT, Münster, S. 68. – Paul Martini, der aus seiner ablehnenden Haltung dem NS-System gegenüber keinen Hehl macht, nutzt dennoch *die Handlungsspielräume, die ihm der Krieg eröffnet* (Bruchhausen W et al. (2018) Die medizinische Fakultät. In: Becker T, Rosin P [Hrsg] (2018) Die Natur- und die Lebenswissenschaften. Geschichte der Universität Bonn. Band 4. V & R, Göttingen, S. 100–103). Daraus entstand eine Zusammenarbeit mit Kurt Gutzeit (1893–1957), SS-Arzt und Verfechter von Menschenversuchen, dem Martini nach dem Krieg ein sehr wohlwollendes Entlastungszeugnis ausstellt. Nach Hofer H-G (2016) hat Robert Mark als internistischer Oberarzt der Universitätsklinik Münster Sulfonamide bei Lungenentzündungen konsequent nach Maßgabe der „Vergleichenden Therapie" (Martini/Gutzeit) am Standortlazarett Münster untersucht (Der Arzt als therapeutischer Forscher: Paul Martini und die Verwissenschaftlichung der klinischen Medizin. Acta Historica Leopoldina 74, S. 41–59 (2019). Im Gegensatz zu Fähndrich W (1947) Zur

4.2 Zur Sulfonamidforschung in der Kriegschirurgie

Mesudin – Markenname: Marfanil – 1938 synthetisiert, gehört zu den *Geheimpräparaten,* die vom Heer getestet werden. Es gehört nicht zu den Sulfanilen. Eine besondere Wirksamkeit gegen anaerobe Erreger und damit gegen Gasbrand wird ihm nachgesagt und macht es damit für die Heeressanitätsinspektion in besonderem Maße interessant. Bis Ende 1941 wird die chemische Formel des Mesudin geheim gehalten.[18] Die Strategie, die Wirksamkeit gegen Anaerobier zu verheimlichen, hat ‚Erfolg': Amerikanische Forscher haben ähnliche Präparate wie Marfanil 1940 getestet, jedoch nicht auf Anaerobier, sodass ihnen die besonderen Eigenschaften dieser Sulfonamide entgingen. Domagk setzt sich bis Ende des Krieges unermüdlich dafür ein, dieses Präparat für die Bekämpfung des verheerenden Gasbrands gegen alle Widerstände in die Wehrmacht einzuführen. Er versucht weiterhin durch Kombination des Marfanils mit anderen Sulfonamiden das Wirkungsspektrum zu erweitern.

In einer Aussprache zur „Operativen Wundversorgung" Mitte 1941 äußern sich von 8 befragten Chirurgen nur zwei (Konjetzny, Hamburg und Fischer, Kiel) einer lokalen Sulfonamidbehandlung gegenüber sehr positiv, die anderen negativ oder gar nicht (Bürkle-de la Camp, Bochum; Flörken, Frankfurt/M; Goldhahn, Leipzig; Kirschner, Heidelberg; Lexer, Freiburg; Böhler, Wien). Fischer glaubt nicht, dass seinem Urteil nur *‚Massensuggestion'* zugrunde liege.[19]

Als Beispiel für fortdauernde Konkurrenz zwischen Forschern, aber auch Firmen seien die Sulfonamide Marfanil und Globucid, von Bayer und Schering, genannt. Globucid wird von Vonkennel und Kimm entwickelt und von Schreus getestet. In den tierexperimentellen Ergebnissen von Schreus und noch später durch Adolf Feldt wird die Überlegenheit des Globucids behauptet.[20] In der Monografie „Sulfonamide und Penicilline" von 1948 schreiben die Autoren Schönfeld und Kimmig in einer bemerkenswerten Fehlleistung, Marfanil sei kein Sulfonamid – sie wollen sagen: kein Sulfanilderivat. So ist es nicht verwunderlich, dass das Marfanil bei der Gasbrandbehandlung keine Erwähnung findet, Erwähnung findet nur das Globucid. Als bestes Mittel dagegen wird das Penicillin genannt. Marfanil findet nur Erwähnung bei der allgemeinen Wundbehandlung. Überhaupt wird die Verwicklung Vonkennels und Kimmigs, der nach Leipzig folgt, unkenntlich gemacht: Es gibt keine Literatur zu den Penicillinen, geschweige denn zum *deutschen Penicillin* aus der Gruppe der Mycoine, die 1943 noch abgehoben wird

---

Methodik vergleichender therapeutischer Untersuchungen. Z. ges. In. Med. 2, S. 347–362, sieht Mark hier keinen Vorteil in der Sulfonamidbehandlung [Mark R (1950) Wege vergleichender Therapie in der inneren Medizin. Urban & Schwarzenberg, Berlin/München, S. 225].

[18]Lesch [wie Anm. 17], S. 94–96.

[19]Medizinische Aussprache, Operative Wundversorgung. Med. Welt 15 (1941), S. 382, 408, 434.

[20]Schreus H T (1941) Vergleich der Wirkung verschiedener Sulfonamidverbindungen auf die Gasbrandinfektion durch Kulturerreger (Welch-Fraenkel, Novy, Pararauschbrand) und die dabei zu beobachtenden Gesichtspunkte. Klin. Wochenschr. 20, S. 1233–1236) und Feldt A (1943) Kultur- und Tierversuche mit Sulfonamiden bei Gasbranderregern. Klin. Wochenschr. 22, S. 742–744.

als „neue Gruppe".[21] Im 1948 erschienenen Buch ist keine Rede mehr von dieser *neue(n) Gruppe.*[22]

Im März 1942 – 4 Monate vor den Menschenversuchen im KZ Ravensbrück – kommt Domagk einer Aufforderung der Schriftleitung der Medizinischen Welt nach, den Stand der Sulfonamidtherapie zu referieren. Seine Aussage in den einführenden Sätzen,

daß bei manchen Krankheiten die Meinungen über den Wert der Sulfonamidverbindungen noch auseinandergehen, namentlich auf dem ganz neuerdings erst erschlossenen Gebiete der Anwendung der Sulfonamide der Wundinfektionen, soll nicht verschwiegen werden,

liest sich fast wie ein Zugeständnis an die Skeptiker, denn in dem Abschnitt *Sulfonamid-Anwendung in der Chirurgie, insbesondere zur Behandlung der Wundinfektionen* schreibt er andererseits, der Beweis der Wirksamkeit der Sulfonamide bei oraler und parentaler Darreichung *ist [...] klinisch zweifellos erbracht,* und: *Die lokale Anwendung der Sulfonamide bietet bei äußerlich zugänglichen Infektionsherden den großen Vorteil, daß am Orte der Infektion ein besonders hoher Blut- und Gewebespiegel des Medikamentes erzielt werden kann.* Er fasst die deutsche, englische und französische Literatur zusammen und gibt auf Grund dessen praktische Hinweise zur Behandlung der Gasbrandinfektionen. Ihm scheint – und daran wird sich auch in Zukunft nichts ändern – die Evidenz aus klinischen Beobachtungen und Literaturstudium zu genügen.[23]

Mitte Juni 1942 demonstriert Domagk im chirurgischen Sonderlazarett Brüssel in Gegenwart des Chefs des Heeressanitätswesens Handloser (1885–1954) und von Hitlers Begleitarzt Brandt (1904–1948) die Wirkung der Sulfonamidbehandlung von Ratten bei Gasbrandinfektionen – ein Experiment, das *seine Wirkung nicht verfehlte.*[24] Hierzu ist er vom Wehrbezirkskommando abkommandiert worden. Die von Handloser zugesagte Unterstützung schlägt sich jedoch nicht in einer verbindlichen Weisung zur Sulfonamidbehandlung

---

[21]Vonkennel J, Kimmig J, Lembke A (1943) Die Mycoine, eine „neue Gruppe" therapeutisch wirksamer Substanzen aus Pilzen. Klin. Wochenschr. 22, S. 321.

[22]Schönfeld W, Kimmig J (1948) Sulfonamide und Penicilline. Enke, Stuttgart, S. 14, 107, 137, 145, 217.

[23]Domagk G (1942) Die Sulfonamidpräparate und ihre therapeutische Auswertung. Med. Welt 16, S. 257–262, 283–287, hier S. 257 und S. 285–286.

[24]Bayer AG [Hrsg] (1995) Gerhard Domagk (1895–1964). (Gekürzte, DS) Lebenserinnerungen in Bildern und Texten. Köln, S. 39–40. In Domagks ungekürzten Erinnerungen ist von Prof. Brandt und nicht von Morell die Rede – es liegt eine Verwechslung von Leib- mit Begleitarzt vor (Domagk G (o. J.) Lebenserinnerungen (unveröffentlichtes Manuskript), S. 183 [BAL (Bayer-Archiv-Leverkusen) 271–2]). Hager T (2006) The Demon Under the Microscope. Broadway Books, New York, S. 262–263. Ryan F (1992) Tuberculosis: The Greatest Story Never Told. Swift Publishers, Bromsgrove, S. 189–190. Aus gänzlich anderer Perspektive: Wachsmuth W (1985) Ein Leben mit dem Jahrhundert. Springer, Berlin, S. 105. – Es ist die Woche vom 17.–22.6., in der das Treffen in Brüssel stattfindet: Domagk ist in dieser Zeit einberufen. In seinen Erinnerungen verlegt er diesen Termin auf Mitte Juli 1942. – Handloser wurde im Nürnberger Ärzteprozess 1947 zu lebenslanger Haft, Brandt zum Tod verurteilt.

4.2 Zur Sulfonamidforschung in der Kriegschirurgie

nieder, sondern in einem Schreiben an alle Sanitätsstellen (nachrichtlich auch an die Waffen-SS) über die Anschaffung von Marfanil-Prontalbin-Streudosen. Es sei geplant, Truppenärzte und San.-Einheiten mit dem Präparat auszustatten. Die Zuführung erfolge auf Anweisung des Heeresarztes. Zur Anwendung heißt es: *Bei frischer Kriegswunde so früh wie möglich, ohne dass die Wunde mit der Spritzdose berührt wird, Wundfläche und Tiefe der Wunde gründlich bepudern.*[25]

Es erstaunt immer wieder, wie gestandene und dem Nationalsozialismus nicht zugeneigte Mediziner wie zB der renommierte Bakteriologe Johannes Zeissler (1883–1965) sich durch eine Ehrung geschmeichelt fühlen. In einem Brief an Domagk schreibt er:

> *Vor einigen Wochen hat mich der Generalkommissar des Führers für das Sanitäts- und das Gesundheitswesen, Herr B r a n d t [gesperrt i. O. DS], dem wir in Brüssel Vortrag gehalten haben, zum dauernden Berater auf meinem Fachgebiet erwählt. Unsere damalige Demonstration hat somit Früchte getragen.*

Domagk bekommt wohl zum gleichen Zeitpunkt dieselbe Auszeichnung.[26]

Von 1942 bis März 1943 führt Domagk Korrespondenz mit dem Sturmbann- bzw. Obersturmbannführer und Chirurgen Hugo Schmick (1909–1982). Nur dessen Briefe sind – unvollständig – vorhanden. Da Domagks Briefe fehlen, kann man nur auf seine Gutgläubigkeit und ‚gewollte' Blindheit schließen. Solange der Briefwechsel nicht nur für eine Verbreitung der Sulfonamid-Anwendung im Heer sorgt, sondern die technische Vervollkommnung eines Marfanil-Gebläses in Aussicht stellt, besteht für Domagk kein Grund, die Berechtigung dieser Korrespondenz anzuzweifeln. Vor allem muss man sehen, dass Hugo Schmick sich von den Sulfonamiden begeistert zeigt und gegen den Sulfonamid-Gegner Gebhardt, Schmicks ehemaligen Chef, auftritt, der ihm letztlich den Kontakt mit Domagk verbietet.[27] Im Mai 42 empfiehlt Gebhardt in einer Stellungnahme für den Reichsarzt SS Grawitz, von einer geplanten Veröffentlichung Schmicks über den Einsatz der Chemotherapie in der Chirurgie abzusehen, weil *gegenwärtig große wissenschaftliche Auseinandersetzungen* stattfänden.[28] Schmick ist zur Zeit seiner Korrespondenz Truppen- bzw.

---

[25]BAL 316/2.94, Domagk/Wehrmacht 39–42, Abschrift eines Schreibens vom 07.07.1942 des Heeres-Sanitätsinspekteurs.

[26]BAL Domagk/Wehrmacht 2, 43–46, Zeissler an Domagk vom 08.11.1943 und Domagk [wie Anm. 24], S. 224. – Domagk streift dies nur kurz: *Prof. Brandt, der Generalkommissar Hitlers für das Sanitäts- und das Gesundheitswesen, hat mich zum Berater auf meinem Arbeitsgebiet ernannt.* Insgesamt werden etwa 80–90 führende Mediziner Deutschlands im Wissenschaftlichen Beirat erwähnt [Klee E (³2011) Das Personenlexikon zum Dritten Reich. Wer war was vor und nach 1945. Fischer, Frankfurt a. M.]. – Von den 26 angesehenen deutschen medizinischen Wissenschaftlern, die sich anno 1948 zum Todesurteil für Karl Brandt zu einem Gnadengesuch 1948 zusammenfinden (Schmidt [wie Anm. 13], S. 604 und 698) sind fast die Hälfte ehemalige Mitglieder des Wissenschaftlichen Beirats: Achelis, Diepgen, Domagk, v. Eicken, Frey, Heubner, Nonnenbruch, Rössle, Sauerbruch, Schulemann, Siegmund, Stoeckel. 4 waren Professorenkollegen aus Münster: Siegmund, Jötten, Coenen und Domagk.

[27]Domagk [wie Anm. 24], S. 181.

[28]BAL 316/2.94, Stellungnahme Gebhardt an Grawitz vom 12.05.1942.

Divisionsarzt in der Ukraine und am Kaukasus. Vorher ist er als SS-Lagerarzt des KZ Sachsenhausen, später im KZ Buchenwald an Menschenversuchen beteiligt.[29]

Gebhardt deutet es in seiner ablehnenden Stellungnahme an Grawitz zur geplanten Veröffentlichung von Schmicks positiven Erfahrungen mit der *Chemo-Therapie* in der Chirurgie an: ... *Vor allem, nachdem von keinem SS-Arzt zu dem Thema der Chemo-Therapie etwas mitgeteilt wurde, empfehle ich hier stärkste Zurückhaltung.* Nach Heydrichs Tod, Anfang Juni 42, und Gebhardts Involvierung kann man dies als beschleunigendes Moment in einem Entscheidungsprozess lesen, der schließlich zu den Ravensbrücker Menschenversuchen unter seiner Leitung führt, nachdem eine erste Serie im KZ Dachau Mitte Juni 42 erfolgt. Gebhardt bestellt bei Domagk *Marfanilpuderpräparate* und zwei Zerstäuber, wofür er sich am 25.07.1942 bei Domagk bedankt (Abb. 4.1).[30] Dem Reichsarzt SS Grawitz sendet er einen vorläufigen Bericht von den Versuchen im *FKL Ravensbrück,* die fast 7 Wochen andauern: ... *Die zweite* [Person] *wurde wie bisher mit Catoxyn* [Wundpulver, DS] *versetzt, beim dritten wurde der Marfanilprontalbinpuder der IG-Farben verwandt, da dieser von der Heeres-Sanitätsinspektion dringend empfohlen wurde. Der Puder wurde nach dem Verfahren Schmick appliziert. Dieser Versuch läuft zur Zeit noch.*[31]

Erwähnt werden müssen auch die sich in insgesamt 6 wissenschaftlichen Mitteilungen niederschlagenden Arbeiten von Schreus (et al.) über Gasbrandprophylaxe und -therapie mit Sulfanilen (Sulfonamide, abgeleitet von der Sulfanilsäure), die zu Differenzen mit Domagk führen. In seiner V. Mitteilung (Januar 1942) bescheinigt er dem Marfanil-Prontalbin-Puder eine ebenbürtige Wirkung im Vergleich zum Cibazolpuder. Es sei bemerkenswert, dass Marfanil sich bei örtlicher Anwendung als ebenso wirksam erweise wie die Thiodiazole (zB Globucid). Jedoch lasse sich in keinem Fall der Tod der Tiere an Gasbrand länger als *bis zur 9. Stunde* verhüten. Man kann vermuten, dass die unterschiedlichen Positionen von Schreus und Domagk die Unentschiedenheit der Heeressanitätsinspektion hinsichtlich der Gasbrandbehandlung durch Sulfonamide nicht verringert haben. Die Ergebnisse von Schreusens tierexperimentellen Versuchen lesen sich wie Domagks Anweisungen zur klinischen Behandlung von Gasbrand: Möglichst frühzeitig nach der Verletzung in ausreichender Menge Sulfonamide. In seiner VI.

---

[29]Pukrop M (2015) SS-Mediziner zwischen Lagerdienst und Fronteinsatz. Die personelle Besetzung der Medizinischen Abteilung im Konzentrationslager Sachsenhausen 1936–1945. Dissertation, Universität Hannover, S. 583, 584 (http://blha-bibliothek.brandenburg.de/IHV/00086839.pdf. Zugegriffen 10.09.2019).

[30]BAL 316/2.94, Domagk/Wehrmacht 1 1939–1942, Gebhardt an Domagk vom 25.07.1942 und ein Bestell/Lieferzettel über 2 Zerstäuber m. Zubehör an Prof. Gebhardt, o. D. Zuerst erwähnt ohne weitere Angabe: Weindling [wie Anm. 15], S. 86.

[31]Taake C (1998) Angeklagt: SS-Frauen vor Gericht. Diplomarbeit, Universität Oldenburg, S. 123, Anhang Dokument 1, http://oopSuni-oldenburg.de/711/1/744.pdf. Zugegriffen 01.09.2019. Die Ravensbrücker Humanversuche lesen sich wie die unmenschliche Ausführung der Empfehlung der Beratenden Fachärzte der Heeressanitätsinspektion vom Mai 1942. Hier sprach sich der Hygieniker Heinrich Gins für die klinische Prüfung von Katoxyn und Marfanil nach eigenen, negativen tierexperimentellen Ergebnissen aus (BA-MA, RHD 43/74, S. 21–28).

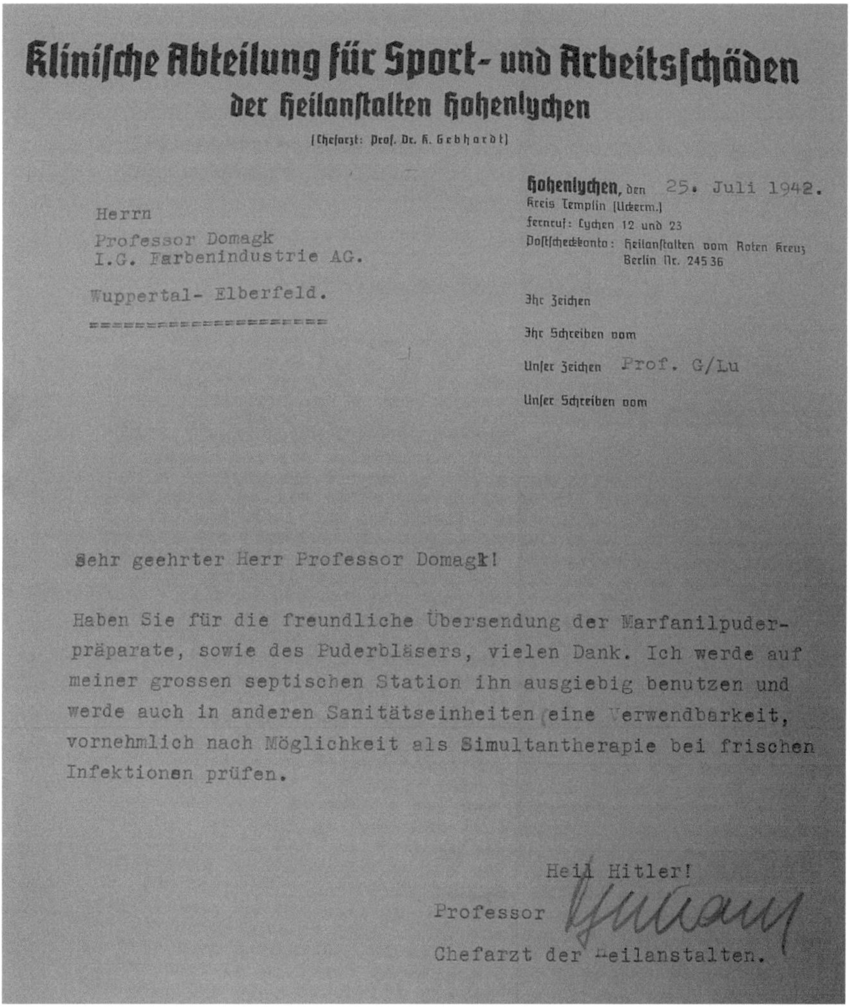

4.2 Zur Sulfonamidforschung in der Kriegschirurgie

**Klinische Abteilung für Sport- und Arbeitsschäden
der Heilanstalten Hohenlychen**

[Chefarzt: Prof. Dr. K. Gebhardt]

Hohenlychen, den 25. Juli 1942.

Herrn
Professor Domagk
I.G. Farbenindustrie AG.

Wuppertal-Elberfeld.

Unser Zeichen Prof. G/Lu

Sehr geehrter Herr Professor Domagk!

Haben Sie für die freundliche Übersendung der Marfanilpuderpräparate, sowie des Puderbläsers, vielen Dank. Ich werde auf
meiner grossen septischen Station ihn ausgiebig benutzen und
werde auch in anderen Sanitätseinheiten eine Verwendbarkeit,
vornehmlich nach Möglichkeit als Simultantherapie bei frischen
Infektionen prüfen.

Heil Hitler!
Professor
Chefarzt der Heilanstalten.

Abb. 4.1 Schreiben Gebhardt an Domagk (BAL 316/92)

Mitteilung (Juli 1942) bescheinigt Schreus Domagks früheren tierexperimentellen Ergebnissen die klinische Bestätigung durch *deutsche Autoren*. Er betont die durch p-Aminobenzoesäure (Wuchsstoff von Bakterien) nicht aufhebbare antimikrobielle Wirkung des Marfanil – im Gegensatz zu den *andere(n)* [getesteten, DS] *Sulfanile(n)*.[32]

---

[32]Schreus H T (1942) Chemoprophylaxe des Gasbrandes, V. Mitteilung. Klin. Wochenschr. 21, S. 14–17 und ders., Wirkungsmechanismus von Sulfanilen bei Gasbranderregern. Klin. Wochenschr. 21, S. 671–672.

Schmick schreibt an Domagk aus Sachsenhausen, wohin er vor Antritt seiner neuen Aufgabe im Kaukasus zu einem Urlaub zurückgekehrt ist, in dem er eigentlich – seine Familie ist dagegen – Domagk besuchen will.[33] Auf dem Weg in den Kaukasus, wo er als *Chefchirurg und Chefarzt ein Kriegslazarett (mot) der Waffen-SS* übernehme, besucht er in Auschwitz die befreundete Familie Rudolf Höss.

Dr. Schmick
Obersturmbannführer
F.P.Nr. 40128   *In Asien, 3. 12.1942*

Sehr geehrter Herr Professor Domagk!
Ich darf Sie bitten, die Briefform zu entschuldigen, aber wir haben z.Zt. kein besseres Schreibpapier, und der Weg in die Heimat ist weit. Ich danke Ihnen für die verschiedenen Mitteilungen und die Übersendung des Sauerstoffventils. Die anderen Sachen sind noch unterwegs, ... Die Tierversuche mit der Erde aus dem Gebiet um Smolensk haben mich sehr interessiert. Es werden in den nächsten Tagen Erdproben aus dem Kaukasusgebiet an Sie abgehen, ...
...
Alle Mißerfolge des M.P. [Marfanil-Prontalbin-Puder, DS] *gehen m.E. auf eine falsche Anwendung zurück. Die kleinen Handpuderdosen sind noch kein Ideal. Sie müssen sich vorstellen, dass bei einem großen Verwundetenanfall, wie er auf einem Hauptverbandplatz oft vorkommt – hier soll der M.P. Puder angewandt werden – die Zeit für den einzelnen gering ist. Ich möchte Ihnen daher der Sache willen vorschlagen, den kleinen Handbläser* [zum Verblasen des M.P. Puders, DS] *widerstandsfähiger zu bauen und zum leichten Nachfüllen herzurichten. Es gibt nicht genug Sauerstoffflaschen, um mit diesem Verfahren den H.V.Pl. einzurichten. Das kommt vielleicht später einmal. Auch der französische Septoplixbläser* [Septoplix=Prontosil album=Sulfanilamid, DS] *ist nicht gut. Vielleicht finden Sie bei allen Rohstoffschwierigkeiten einen Weg. Wenn es gelingt, einem Verwundeten Glied und Leben zu erhalten, so ist das doch ein Beitrag zum Sieg. ...*
Vor etwa 4 Wochen war Standartenführer Brandt, der Arzt des Führers [Hitlers Bevollmächtigter für das Sanitäts- und Gesundheitswesen, DS]*, mit Gruppenführer Schaub* [NSDAP-Mitgliedsnr. 7 und Hitlers Adjutant auch nach dem 30.4.45, DS] *bei mir. Br. kennt mich seit langem und auch ihm habe ich die schweren Wundinfektionen und die Einwirkung des M.P. an den Verwundeten vorweisen können. Brandt ist Chirurg, Magnusschüler und hat vollstes Verständnis für unsere Nöte. ...*

Mit einem
Heil dem Führer!
Ihr sehr ergebener
gez. H. Schmick

---

[33] BAL Domagk/Wehrmacht 2 1943–1946, Schmick an Domagk vom 04.09.1942.

4.2 Zur Sulfonamidforschung in der Kriegschirurgie

Ungeachtet eines[34] Domagkschen Vortrages, der Mitte Januar 1943 ausführlich tierexperimentelle Befunde zur überragenden Wirksamkeit des Marfanil bei Gasbrandinfektionen referiert und um deren klinische Umsetzung wirbt, stellt Ende Januar Otto Nordmann (1876–1946) – ein der Sulfonamid-Anwendung ablehnend eingestellter Chirurg, ehemaliger (1939) Präsident der Deutschen Chirurgischen Gesellschaft und ihr Schriftführer bis 1946, aber auch gleichzeitig dem NS-System nicht verbunden,[35] – in seinem Vortrag vor der Berliner Medizinischen Gesellschaft, die 4 Abende den Sulfonamiden in der Medizin widmet, apodiktisch klar, *dass die Chirurgie aber nicht durch sie* [Sulfonamide, DS] *gefördert wird.* Er schließt mit den Worten: *Prüfen wir in aller Stille und Ruhe weiter, aber lassen Sie uns objektiv und kritisch sein!*[36] An demselben Abend hält Richard Krueger (Beratender Chirurg einer Panzerarmee und SS-Standartenführer) einen Vortrag über seine Erfahrungen in der Behandlung von Kriegswunden mit Sulfonamiden an der Front, ein flammendes Plädoyer für deren Einsatz. Er betont den **gewaltigen Unterschied** (fettgedruckt i. O., DS) der Operationsbedingungen an der Front im Vergleich zur Heimat, die die Sulfonamid-Anwendung erfordere.[37] Wie sehr die Kontroverse emotional aufgeladen ist, illustriert Nordmann in der abschließenden Diskussion im Februar 1943: *[…] ich habe einen klaren Bauernverstand. Er hindert mich, mir oder anderen etwas vorzumachen. Aber ich lasse mir auch nichts vormachen.* Im Schlusswort dieser Reihe hält Domagk im Blick auf die kritischen Chirurgen fest, dass eine ausbleibende oder ungenügende Wirksamkeit der Sulfonamide an einer *unzweckmäßigen Versuchsanordnung und an der Verwendung nicht optimal wirksamer Sulfonamide bzw. falscher Dosierung* liege. Und zum Ende: *[…] Dann werden Berichte, wie sie uns Oberstarzt Krueger gab,*

---

[34]BAL Domagk/Wehrmacht 2 1943–1946, Schmick an Domagk vom 03.12.1942.

[35]Schmidebach H-P, Schwoch R (2011) Prof. Dr. med. Otto Carl Wilhelm Nordmann. In: Steinau H-U, Bauer H (Hrsg) Deutsche Gesellschaft für Chirurgie 1933–1945. Die Präsidenten. Kaden, Heidelberg, S. 131–150, hier 133–135. Vgl. hierzu: Trittel K, Marg S, Pülm B (2014) Weißkittel und Braunhemd. Der Göttinger Mediziner Rudolf Stich im Kaleidoskop. Vandenhoeck & Ruprecht, Göttingen, S. 113.

[36]Domagk G (1943) Über die Wirkungsweise der Sulfonamide. Dtsch. Med. Wochenschr. 69, S. 379–384. Nordmann O (1943) Erfahrungen mit den Sulfonamidpräparaten in der Chirurgie. Dtsch. Med. Wochenschr. 69, S. 413–416.

[37]Krueger R (1943) Sulfonamide an der Front. Dtsch. Med. Wochenschr. 69, S. 417–420. Karl Gebhardt übernahm im Mai 1940 Kruegers Posten als Beratender Chirurg der Waffen SS. Krueger (1881–1970) macht daraufhin Karriere im Heer und wird im April 1945 Generalarzt der Reserve (Die Generale des Heeres 1921–1945, Bd. 7, S. 244, 245. In: Bradley D et al. [Hrsg] (2004) Deutschlands Generale und Admirale, Biblio, Bissendorf). Zu Schmick: Humanversuche mit Phenol an infizierten Wunden im KZ Buchenwald (Klee E [wie Anm. 26], S. 543 und Zimmermann S (2003) Die Medizinische Fakultät der Universität Jena im „Dritten Reich". In: Hoßfeld U [Hrsg] Kämpferische Wissenschaft: Studien zur Universität Jena im Nationalsozialismus. Böhlau, Köln, S. 419).

nicht mehr skeptisch betrachtet werden, sondern selbstverständlich sein, auch noch darüber hinausgehende Erfolge.[38]

Zeitgleich – Januar 1943 – berichtet Schreus, dessen *methodisch überzeugende Tierexperimente* Modell für die KZ-Experimente stehen,[39] über seine Erfahrungen als Beratender Dermatologe von der Front bei der Behandlung des Gasbrands und macht Vorschläge für eine notwendige, perorale Chemoprophylaxe nach der Verwundung. Es werden drei, wenn auch sehr kleine, Gruppen (Therapie nur mit Sulfonamiden, mit Operation und Sulfonamiden und mit Operation, Sulfonamiden und Gasbrandserum) bzw. nach Schwere der Verwundung gebildet, um die Wirksamkeit des Sulfonamids zu überprüfen. Schreus spricht von *einem ermutigenden Einfluß der Chemotherapie,* der dem Gasbrand vielleicht sogar seinen Schrecken nehme.[40] Letztlich kommen Schreus und Domagk zu übereinstimmenden Empfehlungen für die Gasbrandbehandlung mit Sulfonamiden. Sie unterscheiden sich in der Auswahl der Präparate.

Es liest sich wie eine Ironie der Geschichte: In der gleichen Woche, in der Domagks Vortrag und Kruegers engagierte Parteinahme (Anfang 1943 in Berlin) für die Sulfonamide in der medizinischen Zeitschrift (28.05.1943) erscheinen, findet jene von Wachsmuth geschilderte *3. Arbeitstagung der Beratenden Ärzte* in Berlin statt (24.–26.05.1943), auf der von dem negativen Ausgang der Sulfonamidversuche im KZ Ravensbrück berichtet wird. *Vortrag von SS-Gruppenführer und Generalleutnant Prof. Gebhardt und F. Fischer über besondere Versuche über Sulfonamidwirkungen* heißt der Programmpunkt. Fischer, Assistent von Gebhardt, wird nach dem Krieg im Nürnberger Ärzteprozess aussagen, dass für jeden erkennbar gewesen sei, dass die Versuche an KZ-Häftlingen vorgenommen seien. Auch wenn die Inhalte der Vorträge der Geheimhaltungspflicht unterliegen,

---

[38]Verhandlungsberichte, Berliner Medizinische Gesellschaft, 27.I. u. 10.II.1943, Dtsch. Med. Wochenschr. 69, S. 436–438. Über die besondere Konstitution und Wirksamkeit des Marfanil (bekannt seit 1938 als Mesudin) s. Klarer J (1941) Über die chemische Konstitution des Marfanil (Mesudin). Klin. Wochenschr. 20 (1941), S. 1250. Marfanil ist ein Beispiel dafür, dass ein Sulfonamid nicht unbedingt über eine benzolkernständige Aminogruppe verfügen muss. Lesch [wie Anm. 17] berichtet die Geschichte dieses *Geheimpräparat(es)* (Schreus) in seinem Buch (S. 98).

[39]Roelcke V (2009) Die Sulfonamid-Experimente im nationalsozialistischen Deutschland: Eine kritische Neubewertung der epistemologischen und ethischen Dimension. Medizinhistorisches Journal, 44, S. 42–60, hier S. 56.

[40]Schreus H T (1943) Felderfahrungen über die Anaerobenwundinfektion insbesondere mit Globucid nebst Bemerkungen zur Chemoprophylaxe. Dtsch. Med.Wochenschr. 69, S. 73–76, 101–104. Schreus – im Gegensatz zu Domagk – setzt sich nach 1945 nur noch marginal mit den Sulfonamiden auseinander: Seine letzte Arbeit zu diesem Thema gilt dem Wirkungsmechanismus des ‚Konkurrenzproduktes' Marfanil [Schreus H T, Stüttgen G (1950), Z. Ges. Exper. Med. 115 (5), S. 553–557]. Stüttgen (1919–2003), später Ordinarius in Berlin, vollbrachte in der Schlacht vom Hürtgenwald als Sanitätsoffizier im November 1944 die einzigartige Leistung, auch verwundeten amerikanischen Soldaten zu helfen: Es wird das „Wunder vom Hürtgenwald" genannt (http://www.vossenack.nrw/index.php/die-allerseelenschlacht-2-11-1944/prof-dr-guenter-stuettgen.html. Zugriffen 10.02.2016).

4.2 Zur Sulfonamidforschung in der Kriegschirurgie

ist nur schwer vorstellbar, dass sie Domagk nicht zu Ohren kommen: Unter den anwesenden Ärzten (über 300 gemeldet) befinden sich namhafte Kollegen, die Domagks Bestreben, die Sulfonamidbehandlung von infizierten Kriegswunden obligat in der Wehrmacht einzuführen, unterstützen und mittragen.[41] Es ist Domagks ureigenstes Gebiet, das auf der Tagung vor Gegnern und Anhängern dieser Methode verhandelt wird. Mit nicht wenigen Zuhörern ist er beruflich eng verbunden und wird durch deren klinische Arbeit in seinem Anliegen bestätigt. Der gleiche Siegfried Handloser, Chef des Wehrmachtsanitätswesens, und der gleiche Karl Brandt, Generalarzt, die im Juni 1942 in Brüssel noch staunende Zuschauer[42] bei Domagks tierexperimentellen Versuchen sind, bleiben bei der anschließenden Diskussion stumm. Der negative Ausgang der Ravensbrücker Menschenversuche und ihre Bekanntmachung vor der ärztlichen Elite in Berlin im Mai 1943 verlangsamt zwar die Übernahme der Sulfonamidbehandlung infizierter Kriegswunden in das Wehrmachtsanitätswesen, indem eine obligate Behandlung nicht verfügt wird. Jedoch wird die 1942 ausgesprochene Empfehlung auch nicht widerrufen. Die Machtverschiebung zwischen Wehrmacht und SS drückt sich im nächsten Tagungsort aus: Geladen wird nicht in die Militärärztliche Akademie nach Berlin, sondern nach Hohenlychen, wo Gebhardt die dortigen Heilanstalten leitet.[43]

Ebbinghaus/Roth berichten ausführlich über die Experimente und Tagung.[44] Bei Domagk meldet sich im Vorfeld der Tagung ein Referent, Prof. Emil Frey (1888–1977), Ordinarius in München, dem Wunsch des Wehrmachtsanitätsinspekteurs (Handloser) nachkommend. Er bittet um Unterstützung für seinen Vortrag.[45]

Werner Wachsmuth (1900–1990) – 1967 Präsident der Deutschen Gesellschaft für Chirurgie – beschreibt in seinen Erinnerungen „Ein Leben mit dem Jahrhundert" den Vortrag Karl Gebhardts und Fritz Fischer (1912–2003) über die Sulfonamid-Experimente im KZ Ravensbrück vor der versammelten deutschen medizinischen Elite. Er schildert, wie die *aufs peinlichste* auf Abstand zur SS bedachten Wehrmachtärzte jetzt den Vortrag des Beratenden Arztes der Waffen-SS

---

[41] ZB Schreus, Gottron, Vonkennel, Gohrbandt, Hellner, Krueger, A.W. Fischer, Killian, Gruber.

[42] So zumindest Domagk in seinen Erinnerungen ([wie Anm. 24], S. 182–183). Er spricht von neuen Richtlinien für den Einsatz von Marfanil, die von Handloser genehmigt und unterstützt werden. Wachsmuth erinnert sich eher in seiner Biografie [wie Anm. 24] an lautstarke Diskussionen mit Domagk im Zusammenhang mit der Erprobung des Marfanil (S. 105).

[43] Paul Bosse schreibt ahnungsvoll am 13.05.1943 an Domagk: ... *Mir tut es jetzt doppelt leid, daß ich nicht schon im September 1939 bei meinem Besuche der Heeres-Sanitäts-Inspektion die Herren davon überzeugen konnte, wie wertvoll die Sulfonamide bei der Bekämpfung der Infektions- und Wundkrankheiten sind* ... (BAL 316/2.94).

[44] Ebbinghaus/Roth [wie Anm. 3], S. 177–218.

[45] BAL Domagk/Wehrmacht 2 1943–1946, Frey an Domagk vom 08.04.1943. Es fällt auf, dass Domagk eine ausführliche Arbeit zur Gasbrandproblematik am 11.05.43 bei einer chirurgischen Zeitschrift einreicht: Eine Antwort auf die Bekanntgabe der negativen Ergebnisse von Ravensbrück Ende Mai? (Hinweise für die zweckmäßige Anwendung der Sulfonamide zur Bekämpfung der Gasödeminfektionen auf Grund neuer experimenteller Unterlagen, Arch. klin. Chirurgie 205 (1943), S. 120–136). Seine unvollständige Aufzählung von sich *günstig äußern*den Chirurgen *über die lokale Anwendung der Sulfonamide* beginnt mit *Bosse* und *Jäger*.

Gebhardt anhören müssen, der von dem negativen Ausgang der Versuche berichtet. So wenig glaubwürdig dieses Bekenntnis allgemein ist, so markiert für den Autor dieses Geschehen die – auch für ihn nicht mehr – zu leugnende Machtverschiebung zwischen Wehrmacht und Waffen-SS[46]

Noch Ende Mai 43 meldet sich bei Domagk ein ihm bekannter Teilnehmer der Tagung und berichtet, dass man sich bei der Formulierung der Richtlinien für eine Sulfonamidbehandlung – *vorn* – zu Beginn – sehr skeptisch geäußert, *hinten* – am Ende – dann sie empfohlen habe. Es bestehe die Angst, glaube er, dass die Sulfonamide die Arbeit der Chirurgen überflüssig machen. Auf dem Kameradschaftsabend habe Sauerbruch (1875–1951) von einem *Sulfonamidrausch* gesprochen.[47] Sehr viel deutlicher wird Wilhelm Klostermeyer, der mitverantwortlich für den ‚Suicid' von Domagks Lehrer Gross gewesen war: *Wie ich … gehört habe, ist dort die Wundbehandlung mit Sulfonamiden erheblich abgelehnt worden. Gebhardt (Hohenlychen) hat angeblich bei zu Tode Verurteilten Versuche vorgenommen und keine Erfolge erzielt.*[48]

Eine einzige Reaktion von der Heeresleitung in Form eines Schreibens des *Chef des Wehrmachtsanitätswesens* auf diese 3. Arbeitstagung findet sich in den eingesehenen Unterlagen. Nach eingehender Beratung sei beschlossen worden, ein Verbot der *intralumbalen Verabreichung von Sulfonamiden* zu empfehlen. Die I.G. werde aufgefordert darauf hinzuweisen, dass eine solche *unzweckmäßig* sei, nachdem es mehrere Zwischenfälle gegeben habe.[49]

Britische Truppen erbeuten 1943 in Nordafrika größere Mengen des von dem deutschen Sanitätsdienst eingesetzten, *extensively used* Sulfonamids Marfanil. Klinische und experimentelle Versuche in britischen Kliniken daraufhin ergeben voller Anerkennung, dass es das bisher wirkungsvollste Sulfonamid sei.[50]

Im Oktober 1943 habe ich auf der Tagung der deutschen chirurgischen Gesellschaft in Dresden den 1. Vortrag über die Wundinfektionskrankheiten zu halten. … Die Diskussionen über das Gebiet zeigen mir, wie uneinheitlich die Beurteilung

---

[46]Wachsmuth [wie Anm. 24], S. 62–64. Behrendt [wie Anm. 2], S. 24 führt bei ca. 130 Beratenden Chirurgen 62 NSDAP-, 23 SA- und 20 SS-Mitgliedschaften auf. Es ist wohl weniger die fehlende Courage, wie Wachsmuth vermutet, die Sauerbruch zu Gebhardts Vortrag schweigen lässt, sondern seine Involviertheit als Preußischer Staatsrat (seit 1934) und Fachspartenleiter für allgemeine Medizin im Reichsforschungsrat (1937–1945) in das NS-System. – Klee E [wie Anm. 4], S. 201–204 berichtet von dieser Tagung im Mai 1943 und von Sauerbruchs und Heubners (Pharmakologe, Mitglied des wiss. Beirats K. Brandts) erfolgreichem Einspruch gegen Mitscherlich/Mielkes [wie Anm. 12] Darstellung nach dem Krieg.

[47]BAL Domagk/Wehrmacht 2 1943–1946, Hornung an Domagk vom 30.05.1943. Ebbinghaus/Roth [wie Anm. 3], S. 218.

[48]BAL Domagk/Wehrmacht 2 1943–1946, Klostermeyer an Domagk vom 16.06.1943.

[49]BAL Domagk/Wehrmacht 2 1943–1946, Oberkommando der Wehrmacht an Domagk vom 24.06.1943.

[50]Nature, 153 (1944), S. 707 (http://www.nature.com/nature/journal/v153/n3893/abs/153707a0.html. Zugegriffen 10.03.2016) und Mitchell G A G, Rees W S, Robinson C N (1944) Marfanil and Marfanil Prontalbin. Lancet 243, 6298, S. 627–629 und Lancet 243, S. 635–636: A german wound antiseptic.

4.2 Zur Sulfonamidforschung in der Kriegschirurgie

in der Praxis noch ist. In meinem Referat habe ich deshalb, dies voraussehend, versucht, darzulegen, warum die Auffassung über den Wert der Sulfonamide so uneinheitlich ist. Alles kommt auf die Frühbehandlung an. Dies habe ich eindeutig betont und hoffe, dass nun endlich ein Wandel eintreten wird. Und Domagk schließt seinen Bericht mit den Worten: *Geheimrat Sauerbruch erhält zu Beginn der Tagung das Ritterkreuz des Kriegsverdienstkreuzes überreicht.* Monate später erhält Domagk die gleiche Ehrung – allerdings ohne Schwerter (Abb. 4.2).[51]

Im Bericht der Münchener Med. Wochenschrift zu dieser Tagung (s. auch Abb. 4.2) wird der Vorsitzende A. Läwen zitiert: *… daß die chirurgische Behandlung der Kriegswunden absolut im Vordergrund zu stehen hat und ihre exakte Durchführung nach wie vor mit Nachdruck gefordert werden muß. Von den Sulfonamiden lässt sich bis jetzt in der Kriegschirurgie nur die „Andeutung einer Wirkung" erkennen.*[52]

Ende Oktober [1943], so heißt es in Domagks Lebenserinnerungen, *soll eine militärärztliche Tagung in Holland sein. Er fährt in Uniform dorthin, da es unmöglich erscheine, alle Ausweise für eine Einreise nach Holland zu bekommen. Doch er fällt schon im Zug auf. Nach Intervention des einladenden Oberfeldarztes darf er weiterfahren, nachdem ihm* [dem diensthabenden Hauptmann] *der Oberfeldarzt klargemacht hat, welch „berühmter" Mann ich sei. … Die Tagung findet im ehemaligen Sommerschloß der Königin Wilhelmine in Het Loo statt, dessen Park jetzt im allerschönsten, bunten Herbstschmuck prangt. 2 Tage sind mit Vorträgen ausgefüllt, an den Abenden vereint uns ein erfreuliches, kameradschaftliches Beisammensein. Mittags, abends, abends, mittags gibt es Hirsch in allen Varianten …*[53] Drei Redner vor Domagk sind die Professoren Gutzeit (s. Anm. 61 und 243), Schulemann (Malariaforschung unter Kriegsbedingungen, Ritterkreuz zum KVK m. S. Ende 1944) und Panse (T4 Gutachter). Alle drei Genannten sind Teilnehmer der *3. Arbeitstagung der Beratenden Ärzte* in Berlin Ende Mai 1943.

Ungeachtet des negativen Ausgangs der Menschenversuche und der zunehmend kritischen Heeres-Sammelberichte fassen Werner Schulze und Albert Jergius, die zwei größere Gruppen (200 und 300 Verwundete) mit und ohne Sulfonamidbehandlung bilden, ihr Ergebnis zusammen: Die orale und lokale Sulfonamidbehandlung und eine frühzeitige chirurgische Wundversorgung sind *„günstiger"* als eine ausschließlich chirurgische Versorgung. *Die verlorene Zeit zwischen der Behandlung auf dem Truppenverbandplatz und der chirurgischen Versorgung auf*

---

[51]Domagk [wie Anm. 24], S. 219 und 230. Sauerbruch erhält das RK des KVK mit Schwertern, https://de.wikipedia.org/wiki/Tr%C3%A4ger_des_Ritterkreuzes_des_Kriegsverdienstkreuzes_ (1939). Zugegriffen 11.12.2017.

[52]Bericht über die 65. Tagung der deutschen Gesellschaft für Chirurgie vom 6.–9.10.1943 zu Dresden. Münchener Med. Wochenschr. 91 (1944), S. 213.

[53]Domagk [wie Anm. 24], S. 222, 223. BAL Domagk/Wehrmacht 2 1943–1946, Militärärztliche Tagung vom 28.–30.10.1943. Hulverscheidt M (2009) 1942. Die klinische Prüfung des Sontochin. Arzneimittelforschung im Krieg, in: Eschenbach N et al. [Hrsg], Arzneimittel im 20. Jahrhundert. Transkript, Bielefeld, S. 143–166, hier S. 157.

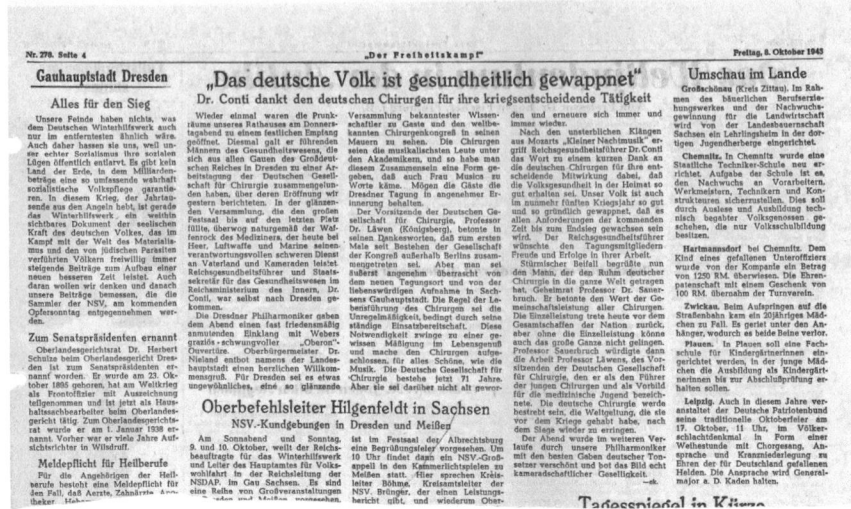

Abb. 4.2 Dresdener NASDAP-Zeitung „Freiheitskampf" vom 08.10.1943 (BAL Domagk/Wehrmacht 2 1943–1946)

dem Hauptverbandplatz und dem Feldlazarett gehört der zusätzlichen Sulfonamidbehandlung.

Die kontroverse Diskussion bis 1945 über die Anwendung von Sulfonamiden auch nach den Menschenversuchen vermittelt Falk Rädisch im Kapitel „Sulfonamide zur Therapie kriegstypischer Wundinfektionen" seiner Dissertation.[54] Noch 1945 und 1950 (mit Untersuchungen aus den Kriegsjahren) werden Ergebnisse berichtet, die keinen Erkenntnisfortschritt bringen.[55]

---

[54]Rädisch [wie Anm. 2], S. 61–77. – Schulze W, Jergius A (1944) Frühbehandlung mit Sulfathiazol bei Verwundungen. Der Dtsch. Militärarzt, 8, S. 391–405, hier 405. Ähnlich Franke O (1944) Über Wundbehandlung mit Sulfonamiden. Der Dtsch. Militärarzt, 9, S. 45–48. 1948 schreibt John S Lockwood [wie Anm. 3], S. 92: *[...] it was found, that the proper combination of surgery and chemotherapy would permit the surgeon far greater latitude in carrying out reconstructive procedures in patients with infections of soft parts [...] and that the time required for final and permanent healing of such wounds could be greatly reduced.* Dagegen Übermuth H (1944) Zur Indikation und Behandlung frischer Hirnschussverletzungen. Zentralbl. Chirurgie 69, S. 1256–1275, hier S. 1274: *Wie auf den meisten chirurgischen Anwendungsgebieten haben sie* [Sulfonamide, DS] *bei unvoreingenommener Prüfung Enttäuschung hervorgerufen.* Zum Schluss seines Artikels vermutet er dazu im Gegensatz hohe, kontinuierliche Gaben von Sulfonamiden und ein sehr frühes Einsetzen der Behandlung als Bedingungen für eine erfolgreiche Therapie.

[55]Ehalt W (1950) Die örtliche Anwendung von Sulfonamiden bei frischen Zufallswunden. Arch. orthopädische und Unfallchirurgie 44, S. 281–305. Rieder W (1945) Einfluss der Sulfonamide auf die Gasbrandinfektion im Tierexperiment. Z. ges. experim. Medizin 114, S. 91–102.

4.3 Der unentschiedene Streit in der Kriegschirurgie?[56]

Ende 1945 resümiert Brunner nach einer statistischen Auswertung seines *große(n) Krankengut(es)* und revidiert seine früheren Aussagen:

> Bei Gelegenheitswunden ließen sich die Folgen *einer mangelhaften chirurgischen Wundversorgung weder durch örtliche noch durch innerliche S[ulfonamid]-Prophylaxe verhindern*. Ausnahmslos gelte, *daß bei einmaliger Einstreuung in genähte Gelegenheitswunden sowie bei innerlicher und fortgesetzter Verabreichung keine gesicherte prophylaktische Wirkung* eintrete. Dagegen wurde bei rechtzeitig versorgten und offen gelassenen Gelegenheitswunden nach wiederholter Chemoprophylaxe häufiger eine glatte sekundäre Wundheilung erzielt als ohne eine solche. […] *Auf Grund der bisherigen Veröffentlichungen kann man sich noch kein klares Bild über die S-Behandlung von Kriegswunden machen. Bei der Durchsicht der Literatur gewinnt man den Eindruck, dass die meisten Autoren die zusätzliche S-Frühbehandlung der Schußwunden als wertvoll erachten. Die mechanischen bzw. chirurgischen Maßnahmen geben aber auch bei diesen Wunden den Ausschlag.*[57]

Im Januar 1947 erscheint Domagks Abhandlung über den aktuellen Stand der Chemotherapie mit Sulfonamiden, seine erste Veröffentlichung über Sulfonamide nach dem Krieg. Hier und besonders in seinem Beitrag im „Zentralblatt für Chirurgie" kurz darauf erwähnt er die Gasbrandinfektionen. Er fasst die tierexperimentellen Befunde und die überragenden Erfolge bei ihrer Behandlung zusammen.[58]

Im Dezember 1947 hält er seine ‚nachholende' Nobel-Lecture in Stockholm über das Thema „Weiterer Fortschritt in der Chemotherapie bakterieller Infektionen", keine 5 Jahre nach Erscheinen des Sulfonamidbuches von Bosse-Bosse-Jaeger, zum großen Teil gestützt auf Literatur, die zu Zeiten des

---

[56]Beispielhaft, die Gynäkologie betreffend: Domagks (1947) Vortrag über Die Behandlung baktcrieller Infektionen mit Sulfonamiden vom 07.06.1947. Zentralbl. Gynäkologie 69, S. 833–838, hier S. 835 und der direkt anschließende Artikel von Schröder R und Gaehtgens G (1947) Der bisherige Wert der Sulfonamidtherapie der Puerperalinfektion. Zentralbl. Gynäkologie, 69, S. 838–882, hier S. 881.

[57]Brunner W (1945) Von der Karbolsäure zum Penicillin im Kampf gegen die Wundinfektion. Schweiz. Med. Wochenschr. 75, S. 1093–1097, hier S. 1096. In dieser Arbeit widerruft er seine 1941 (s. Anm. 6) aus der ‚Auswertung' von Friedenswunden gewonnene, optimistische Einstellung gegenüber einer Chemoprophylaxe durch Sulfonamide. Redwitz E v. (1950) erwähnt nur Brunners Bekenntnis, lässt den von Brunner festgestellten Vorteil einer wiederholten Chemoprophylaxe chirurgisch versorgter, offen gelassener Wunden unerwähnt (Klinische Erfahrungen mit der Anwendung der Chemotherapie. Langenbecks Arch. klin. Chirurgie, Bd. 264, S. 124–157, hier S. 148, 150).

[58]Domagk G (1947) Der derzeitige Stand der Chemotherapie bakterieller Infektionen mit den Sulfonamiden. Dtsch. Med. Wochenschr. 72, S. 6, 71; derselbe: Betrachtungen über die durch Sulfonamid-Anwendung gegebenen Möglichkeiten zur Bekämpfung und Verhütung der Gasbrandinfektionen. Zentralbl. Chirurgie 72, S. 58–66.

Zweiten Weltkriegs oder kurz danach veröffentlicht wurde. Zusammenfassend stellt er fest:

> In the light of the experience to-date in the treatment of wounds, and especially of those contaminated with earth, dust, etc. [Wunden, denen eine Gasbrandinfektion droht, DS], how should we proceed? There is no question that all such wounds should first receive proper surgical treatment as quickly as possibly. However, if there is no certainty that this can be done within the first three hours as was often the case following air raids or always in the field, wounds should first be treated externally with Marfanil powder [...] (Auf dem Chirurgiekongress in Dresden 1943 formuliert Domagk fast wortgleich).[59] Und weiter: „The only reason, why results of sulphonamide therapy of wound infecions still vary so greatly from one section in the army to another is, in my view, that treatment is inadequate, and mostly too late.[60]

So versucht er die voneinander abweichenden Untersuchungsergebnisse zu erklären.

Auf dem nächsten Chirurgie- Kongress in Frankfurt 1949 macht Domagk erneut ähnliche Ausführungen zur Sulfonamidbehandlung von infizierten Wunden.[61] Doch es stehen sich weiterhin Gegner und Befürworter der lokalen Sulfonamidbehandlung gegenüber.[62] An dieser Stelle muss auf eine Aussage von Frank Meleney hingewiesen werden, weil dieser Autor damals gerne gerade von

---

[59]Rostock P (1950) Die Wunde. De Gruyter, Berlin, hier 271–272. Paul Rostock (1892–1956), im ‚Tross' (wie Karl Brandt) des von Hitler sehr geschätzten Chirurgen Georg Magnus (August Bier-Nachfolger) nach Berlin Ende 1933 gekommen, macht bis 1945 eine steile Karriere. So wird er z. B. als Ordinarius Vorgesetzter von Brandt, der ihn Ende 1943 zu seinem Stellvertreter ernennt [Beddies T (2018) Eminent politisch – Die I. Chirurgische Klinik der Berliner Universität im „Dritten Reich". In: Schmidt M, Groß D, Westermeier, J [Hrsg] Die Ärzte der Nazi-Führer. LIT, Münster, S. 57–80]. In Rostocks Buch wird in einem ausgiebigen Kapitel über Sulfonamide und deren Erfolge referiert. *In schwerster Zeit entstand das Manuskript* – Rostock meint damit im Vorwort die Jahre nach 1945. – In Domagks (gekürzten) Lebenserinnerungen ([wie Anm. 5], S. 44) heißt es 20 Jahre später: ... *sah die in der Diskussion zum Ausdruck kommende unterschiedliche Auffassung über den Wert der Sulfonamide in der Chirurgie voraus, versuchte die Gründe hierfür darzulegen und betonte deutlich, dass der therapeutische Erfolg bei Wundinfektionen weitgehend von der Frühbehandlung abhängt* ... So nimmt es kein Wunder, dass bei der Aufzählung von Domagks Ehrungen im In- und Ausland eine Ehrung durch eine deutsche chirurgische Gesellschaft in Grundmann ([wie Anm. 17], S. 189–190) fehlt.

[60]Domagk [wie Anm. 3], S. 505 und 507. Auf Initiative der Nordwestdeutschen Ärztekammer war die Einladung nach Stockholm erfolgt.

[61]Domagk G (1950) Über die experimentellen Grundlagen der Chemotherapie bakterieller Infektionen mit Sulfonamiden und verwandten Substanzen unter besonderer Berücksichtigung der Anwendung in der Chirurgie. Langenbecks Arch. klin. Chirurgie, Bd. 264, S. 102–123. v. Redwitz, der unmittelbar nach Domagk spricht, unterteilt seine Literaturliste in Anhänger der Sulfonamidprophylaxe und Gegner der Sulfonamidbehandlung (s. Anm. 57). Der Vorsitzende Eduard Rehn, zugleich Präsident der DGCh, stellt am Schluss – nach den beiden Vorträgen – fest, auf Domagks Vortrag hinweisend, dass es bei aller Begeisterung *eine Nachlese geben wird, und diese Nachlese wird eine sehr chirurgische sein* (S. 157).

[62]Domagk G (1954) Neuere Erkenntnisse der Sulfonamidtherapie. Wiener Medizin. Wochenschr. 104, S. 817–822, hier S. 821. Meleney F (1945) A Statistical Analysis of a Study of the Prevention of Infection in Soft Part Wounds, Compound Fractures, and Burns with Special Referece to Sulfonamides. Surg. Gynecol. Obstet. 80, S. 263–296, hier S. 264.

4.3 Der unentschiedene Streit in der Kriegschirurgie? 43

chirurgischer Seite als Kronzeuge für die Unwirksamkeit der Behandlung mit Sulfonamiden herangezogen wird:

> We wish to make clear that the results of this study [study of prevention of infection, DS] should in no way be interpreted to mean that the sulfonamides haven't an important place in the treatment of infection[63]

Noch 1954 empfiehlt Domagk bei infizierten Wunden, speziell auch mit *anaeroben Keimen*, lokale und orale Behandlung von Sulfonamiden oder jetzt auch Kombinationspräparate mit Penicillin. *Wenn man entscheidend rasch handelt, kann man [...] überraschend gute Ergebnisse erzielen.* Es überrascht, dass Domagk in den hier gesichteten Arbeiten nicht auf Meleney eingeht, der die Nutzlosigkeit der Sulfonamidbehandlung in der Friedenschirurgie bei der *Prävention* lokaler Wundinfektionen feststellt. Zur Übertragbarkeit der Befunde auf die Kriegschirurgie bemerkt Allen Whipple im Vorwort: *Because of the differences in conditions in civilian casualities as compared to those in war zones, no comparisons made nor is any recommendation made for the use or disuse of bacteriostatic drugs as prophylactic agents in the prevention of local infection in war wounds.*

Die eingangs aufgeworfene Frage, warum bei gleichem Zugang zu wissenschaftlicher Literatur sich so unterschiedliche Standpunkte zur lokalen Sulfonamidbehandlung aufseiten der Kriegsparteien herausbilden und durchsetzen, stellt sich erneut:[64] Für die Alliierten ist schon von Anfang an der Einsatz von Sulfonamiden zu verantworten, während auf deutscher Seite mit einer Empfehlung – nicht Weisung – hierzu bis Mai 1942 gewartet wird.[65] Der starke Einfluss der skeptisch–ablehnenden Chirurgie-Ordinarien, die in einer auch medikamentösen Behandlung von Wundinfektionen ihr Gebiet gefährdet sehen, ist sicherlich einer der Faktoren. Die ungewöhnliche Kontroverse zwischen Kirschner und Schreus[66]

---

[63]Meleney [wie Anm. 62], S. 280. Von infizierten Kriegswunden ist hier die Rede.

[64]Shama G (2009) gibt Auskunft von der Schwierig-, aber nicht Unmöglichkeit der Literaturbeschaffung im kriegführenden Deutschland in Bezug auf die Penicilline; für die Sulfonamide dürfte dies in geringerem Maß zutreffen (Zones of inhibition? The transfer of information relating to penicillin in Europe during World War II. In: Laskin A (Hrsg) Advances in Applied Microbiology 69, Chapter 5, S. 133–158, https://dspace.lboro.ac.uk/dspace-jspui/bitstream/2134/5343/187/Shama.pdf. Zugegriffen 29.04.2016).

[65]Ebbinghaus/Roth [wie Anm. 3], S. 189, ebenso Behrendt [wie Anm. 2], S. 81. Im Gegensatz hierzu Rädisch [wie Anm. 2], S. 62, 71, 75, jedoch widersprüchlich. Behrendt mehr als Rädisch zeigen in ihren Dissertationen insgesamt eine vorsichtig-skeptische Haltung gegenüber der lokalen Sulfonamidbeandlung von Kriegswunden. – In einem Brief Herbert Siegmunds vom 14.12.1943, Pathologenkollege und Freund von Domagk und Rektor des „Totalen Krieges" der Universität Münster, an Hermann Göring in seiner Funktion als Präsident des Reichsforschungsrats schlägt er Domagk für einen Orden vor. Zur Begründung führt er u. a. aus: *[...] Herrn Professor Domagk ist es gelungen, auch gegen diese Wundinfektionen* [Gasbrandinfektionen, DS] *wirksame Stoffe zu finden, deren Anwendung bei der Wehrmacht zur Zeit sich anbahnt* (Universitätsarchiv Münster, Bestand 9, Nr. 336).

[66]Schreus hat als einziger einen kritischen Einwand gegen Gebhardts Versuchsanordnung gewagt (Ebbinghaus/Roth [wie Anm. 3], S. 217). Wenn Mergenthal F (1997) Die Klinik für Haut- und Geschlechtskrankheiten – und ein merkwürdiger Entnazifizierungsfall. In: Die Medizinische

ist so zu verstehen. Die Heeressanitätsinspektion versucht – vergeblich – durch eigene Untersuchungen einen Weg zu finden aus der Unübersichtlichkeit der bisherigen Ergebnisse zur Wirksamkeit von Sulfonamiden bei der Behandlung von Kriegswunden; dieses Thema ist in der Wehrmacht in seiner Brisanz vernachlässigt worden, zumal Rivalität zwischen Wehrmacht und SS, bis Juni 1942 organisatorisch Rivalität innerhalb der einzelnen Waffengattungen besteht. Viele Frontchirurgen, die wenig Verständnis dafür haben, auf einen sicheren wissenschaftlichen Beweis zu warten, während der Feind die Sulfonamide und ab 1944 auch Penicillin vorschreibt, lassen diesen Schulenstreit hinter sich.[67] Trotz des einsetzenden Pragmatismus der deutschen Frontchirurgen in den letzten Kriegsjahren (seit Sommer 1942 wird Marfanil massenweise eingesetzt)[68], bleibt festzustellen, dass von Ärzten im Dienste der Wehrmacht, der SS und der I.G. Farben ab 1940 Menschenexperimente vorgenommen werden.[69] In diesem Zusammenhang soll auch mithilfe ‚frei verfügbarer KZ-Häftlinge' der Streit um die Sulfonamidbehandlung infizierter Kriegswunden entschieden werden – auch nach Kriegsende bleibt dieser Streit unentschieden, nur die Zahl der durch diese Behandlung geretteten Verwundeten spricht nach Ansicht ihrer Befürworter[70] eine deutliche

---

Akademie Düsseldorf im Nationalsozialismus. Klartext, Essen, S. 165–198, hier S. 194 zutrifft, muss er über diese Versuche aus 1. Hand informiert sein.

[67] Auch nach Schaffung des Amtes „Chef des Wehrmachtsanitätswesens" Juni 1942 bleibt die Zusammenarbeit der drei Wehrmachtteile und Waffen-SS hochproblematisch [Neumann A (2005) „Arzttum ist immer Kämpfertum". Die Heeressanitätsinspektion und das Amt „Chef des Wehrmachtsanitätswesens" im Zweiten Weltkrieg [1939–1945]. Droste, Düsseldorf, hier S. 122–123)]. – Pliska V (2014) Penicillin und Sulfonamide im Kampf gegen Infektionen: zwischen Begeisterung und Skepsis. BioFokus 87, S. 4–15, hier 11. Vereinzelt setzen die Alliierten bereits Ende 1942 Penicillin ein. – Lesch berichtet von einer Erklärung des Obersten Chirurgen der US-Army im September 1945: Nachdem die Bedeutung von Sulfonamiden, systemisch angewandt, in der Vorbeugung und Beherrschung üblicher Infektionen bestätigt wird, wird kategorisch festgestellt, kein derzeitig verfügbares Chemotherapeutikum könne eine kontaminierte oder infizierte Kriegswunde keimfrei machen (*sterilize*) – als hätten das die Sulfonamide versprochen – und es sei die routinemäßige, lokale Anwendung von Chemotherapeutika überflüssig. Diese Untersuchungsergebnisse, so Lesch, seien lange bekannt und zurückgehalten worden, weil die militärische Praxis so anders ausgesehen habe (Lesch [wie Anm. 17], hier S. 246, 247).

[68] Lesch [wie Anm. 17], S. 107: *The company* [I.G. Farben-Bayer] *manufactured Marfanil powder, which was used in quantities of up to ten tons per month.*

[69] Werther [wie Anm. 15], S. 58. Die Menschenversuche mit neuen Bayer-Präparaten gegen Malaria beginnen bereits in 1920er Jahren (Klee E [wie Anm. 4], hier S. 117). So heißt es im Kapitel *Ein Bayer-Forscher wird KZ-Arzt* : *Aus Ihrem Brief* [vom 04.08.1941] *... ersehe ich, daß Sie in Zukunft reichlich Gelegenheit haben werden, unsere Präparate der Sulfonamidreihe ... einer eingehenden Prüfung ... zu unterziehen*. Noch im August 1941 erreicht den angesprochenen Arzt ein ‚Sulfonamidpaket' aus Leverkusen (S. 285, 286).

[70] Selbst Schreus, der bei der Gasbrandbehandlung die Cibazol- bzw. Globucidmischung favorisiert, konstatiert für den Marfanil-Prontalbinpuder gleiche Wirksamkeit. Sein Schüler, Albin Proppe, ab 1950 Dermatologieprofessor in Kiel, spricht in seinen Erinnerungen *von dem praktisch unwirksam(en) Marfanil*, eine Behauptung, die er Schreus in den Mund legt [Proppe A (1993) Ein Leben für die Dermatologie. Diesbach, Berlin, S. 189].

4.3 Der unentschiedene Streit in der Kriegschirurgie?

Sprache. Die ehemals so bedeutsame Kriegschirurgie mit ihrem heftig geführten Streit um die Behandlung infizierter Wunden fällt der Verdrängung in den kommenden Friedenszeiten zum Opfer.[71]

Auch scheint wegen der gleichzeitigen ‚seriösen' Prüfung von Sulfonamiden in einer Klinik oder einem Lazarett einerseits und der in den Konzentrationslagern andererseits eine tatsächliche Diskussion der unterschiedlichen Forschungsergebnisse nicht stattgefunden zu haben, weil dann die Gefahr bestanden hätte, dass die von der I.G. mitzuverantwortenden Menschenversuche ins Blickfeld geraten könnten.

In einer 1962 erschienenen Übersichtsarbeit über Infektionen durch Anaerobier beim Menschen spiegelt sich dieser unentschiedene Streit, was die Wirksamkeit der Sulfonamide, speziell des Marfanils, anbelangt.

So far as actual human infections are concerned, the data are rather different and much more difficult to assess ... From my own observations in the Middle East I can state ... it had no obvious influence on the incidence of gasgangrene... yet it must be added that the numerous reports from other battle fields are equally inconclusive. This question, therefore, is unlikely to be resolved, although it seems, on the whole, that drugs of the sulfonamide series were of little prophylactic value.

Und an anderer Stelle der Übersichtsarbeit: ... *Indeed it seems to me open to serious doubt whether these drugs* [Marfanil, Sulfanilamid, Sulfathiazol, Sulfadiazin] *alone had any therapeutic effect at all...*[72]

Leingerber selbst spricht einen Punkt für das Zustandekommen der unterschiedlichen Ergebnisse hinsichtlich einer Sulfonamidbehandlung von Friedens- bzw. Kriegswunden an, indem er deren Unvergleichbarkeit herausstellt.[73] Auch sei bei den Kriegswunden, betont er, *nur* eine operative Wundversorgung, keine Friedrichsche Wundexcision innerhalb der ersten 8–10 h möglich. Für die unterschiedlichen Untersuchungsergebnisse hat Domagk eine zu geringe Dosierung und zu späte Anwendung der Sulfonamide verantwortlich gemacht.

Domagk selbst hat die ‚unfreundliche' Aufnahme der Sulfonamide lange begleitet und beschäftigt. In einer seiner letzten Veröffentlichungen schreibt er 1963:

Als ich mich anläßlich eines Universitätsjubiläums bei einem großen Chirurgen [Sauerbruch] *nach der Wirkung der Sulfonamide in der chirurgischen Praxis erkundigte, winkte*

---

[71] ‚Erleichtert' wird dies durch die tendenziöse Rezeption der anspruchsvollen Studie von Meleney [wie Anm. 62]. In ihr werden an Friedenswunden drei verschiedene Sulfonamide, jedoch nicht das Marfanil getestet. Meleney entwirft hier das Profil eines wirksamen, ‚zukünftigen' Sulfamids, das dem ihm anscheinend in seiner Wirksamkeit unbekannten Marfanil nahekommt (S. 280). – S. Lawrence C A (1945) In Vitro Studies on the Antibacterial Actions of Paraaminomethylbenzenesulfonamid Derivates. J. Bacteriology 49, S. 149–158.

[72] MacLennan J (1962) The Histoctoxic Clostridial Infections Man. Microbiology and Molecular Biology Reviews 26, S. 177–274, hier 226–227 und 234–235. Die deutsche Literaturstelle, die der Autor anführt [Leingerber (1944) Kriegschirurgische Erfahrungen. Der Chirurg 16, S. 153–166, hier S. 165] eignet sich nicht zur Untermauerung seiner eigenen Erfahrungen.

[73] Leingerber [wie Anm. 72], S. 160.

er gönnerhaft ab: „Junger Freund, alles Unsinn!" Auf meine Entgegnung, dann müsse die Dosierung geändert werden nach Art der Stoßtherapie wie bei der Gonorrhoe, erhielt ich zur Antwort: „Eine Gonorrhoe legt man drei Tage ins Bett, dann heilt sie wie ein Schnupfen." Später, im Zweiten Weltkrieg wurde ich gefragt: „Junger Freund, glaubst Du immer noch daran, daß der Gasbrand durch Bazillen hervorgerufen wird? Habe ich längst widerlegt."[74]

---

[74]Domagk G (1963) Über 30 Jahre Arzt. Therapie der Gegenwart, S. 913–917, hier S. 916, 917.

Kapitel 5
Die Nobelpreisehrung

Kaum eine andere Erzählung eines medizinhistorischen Ereignisses aus der Zeit des Nationalsozialismus hat so unbesehen und unhinterfragt bis in die heutige Zeit überlebt wie die von der Nobelpreisverleihung an Gerhard Domagk Ende Oktober 1939 für die Entdeckung der antibakteriellen Wirkung der Sulfonamide. Dass diese Erzählung anfällig für Mythen ist, hängt einerseits damit zusammen, dass zu diesem Zeitpunkt die Annahme eines Nobelpreises für Deutsche verboten ist. Auf der anderen Seite ist in der Nachkriegszeit Domagk als ehemaliger Gestapo-Gefangener, der er infolge der Nobelpreisehrung im November 1939 ist, geschützt vor allen kritischen Nachfragen. Weder Domagk selbst, noch seine wissenschaftlichen ‚Nachfahren', noch sein Arbeitgeber, die Farbenwerke Bayer nach dem Krieg, hatten und haben ein Interesse, der Legendenbildung entgegenzutreten – im Gegenteil.

Aufgrund eines Erlasses hatte Adolf Hitler 1937 allen *Reichsdeutschen* untersagt, einen Nobelpreis anzunehmen.[1] Den heftigen internationalen Protesten, denen er sich vor und bei der Ehrung von Carl v. Ossietzky mit dem Friedensnobelpreis 1936 ausgesetzt sah, versuchte Hitler so *für alle Zukunft* zu begegnen – Ossietzky, der prominente Publizist und Pazifist, von den Nazis im Konzentrationslager misshandelt und gequält.

> *Von schwedischer Seite muss man dies* [das Verbot, DS] *als einen hysterischen Ausbruch eines zeitlich beschränkten Regimes betrachten, das mit allen Mitteln versucht, seine Macht und Autorität aufrecht zu erhalten. Dies gelingt ihm nur oberflächlich,*

so zitiert Birgitta Almgren eine schwedische Zeitung.[2]

---

[1] Erlass von Adolf Hitler: RGBl I (1937), S. 305 (http://alex.onb.ac.at/cgi-content/alex?aid=dra&datum=1937&page=413&size=45. Zugegriffen 20.07.2016).

[2] Almgren B (2005) Drömmen om Norden: Nazistisk infiltration 1933–1945. Carlsson, Stockholm S. 75. In: Hansson N, Schagen U (2014) „In Stockholm hatte man offenbar irgendwelche Gegenbewegung" – Ferdinand Sauerbruch (1875–1951) und der Nobelpreis. NTM Zeitschrift für Geschichte der Wissenschaften, Technik und Medizin, Sep, S. 142 (https://paperity.org/p/51591315/in-stockholm-hatte-man-offenbar-irgendwelche-gegenbewegung-ferdinand-sauerbruch-1875–1951. Zugegriffen 19.10.2019).

Abb. 5.1 Domagk Nov. 1939 (BAL 0–3701)

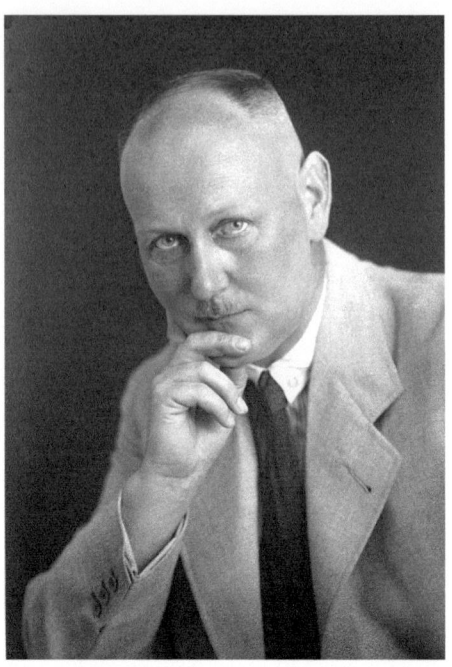

Nach geläufiger Lesart, so noch 2018 sein Biograf Grundmann, wartet Domagk wegen dieses Verbots – letztlich vergeblich – auf Weisungen aus Berlin, wie er sich verhalten solle, nachdem er offiziell von der Nobelpreisehrung erfahren hatte. Nach über einer Woche (03.11.1939) entschließt er sich, einen keinesfalls überfreundlichen Dankesbrief hierfür an den Rektor des Karolinischen Institutes zu schreiben, in dem er die Aussichten, den Preis anzunehmen und zur Preisverleihung nach Stockholm zu kommen, wegen der Gesetzeslage ausgesprochen skeptisch beurteilt. Völlig überraschend und ohne Angabe von Gründen wird Domagk 14 Tage später, am 17.11.1939 um 22.15 Uhr von der Gestapo verhaftet und nach *knapp einer Woche* aus der Haft entlassen.[3] Abb. 5.1 zeigt ihn wohl kurz vor seiner Haft. Aus Domagks Anfang der 1960er Jahre geschriebenen Erinnerungen wird zitiert, dass Domagk damals *beiläufig* gehört habe, dass ihm vorgehalten werde, *zu höflich* nach Schweden (03.11.1939) geschrieben zu haben. Als Grund für seine Verhaftung gilt gemeinhin bis heute dieser zu freundliche Brief. Dies ‚gelingt' nur deshalb, weil der unmittelbare Zeitraum vor der Verhaftung nicht berücksichtigt wird.

Noch im September 39 war seine Ernennung zum beamteten außerplanmäßigen Professor durch das „Reichsministerium für Wissenschaft, Erziehung und

---

[3]Grundmann E (2001) Gerhard Domagk – Der erste Sieger über die Infektionskrankheiten. LIT, Münster, S. 80–84. – Bayer AG [Hrsg] (1995) Gerhard Domagk (1895–1964). (Gekürzte, DS) Lebenserinnerungen in Bildern und Texten. Köln, S. 4.

Volksbildung" (REM) problemlos erfolgt, nachdem er bis dahin n.b.a.o. Professor gewesen war. Der Rektor der Universität Münster hatte in einem Antrag an das REM kurz zuvor geschrieben: *Innerhalb des Kreises der Dozenten ist Professor Domagk wegen seines kameradschaftlichen Verhaltens und seiner sonstigen hervorragenden charakterlichen Eigenschaften allgemein beliebt* und den Antrag *auf das wärmste* unterstützt. Schon im Sommer 37 wollte Richard Kuhn, der spätere Chemie-Nobelpreisträger, ihn als Nachfolger des verstorbenen Ludolf v. Krehl an das „Kaiser-Wilhelm-Institut für medizinische Forschung" in Heidelberg holen. Doch Domagks Vorgesetzter Heinrich Hörlein lehnte ab. In seinen Erinnerungen lässt Domagk über seine Sympathien keinen Zweifel aufkommen, wem diese gelten: Er beginnt im Februar 38 im noch tschechoslowakischen Sudetenland einen ärztlichen Vortrag mit dem *deutschen Gruß,* eine mutige Tat, wie ein anwesender *deutscher Kollege* befindet.[4]

Domagk erfährt erst telegrafisch gegen Mitternacht des 26.10.1939, dann in einem offiziellen Schreiben des Nobel-Komitees vom 27.10.1939 von der Ehrung, die am Abend des 26.10.1939 beschlossen wurde. Er schreibt sogleich an den Rektor (27.10.1939):[5]

> *Ich erhielt das beiliegende Telegramm und ersuche Sie ergebenst, mir mitzuteilen, wie ich im Reichsinteresse am besten die Antwort auf diese Mitteilung abfasse. Bisher ist meines Wissens die Annahme des Nobelpreises untersagt. Besteht dieses Verbot weiter und gilt es auch für die Naturwissenschaft?*
> *Heil Hitler!*

Als er seinen Vorgesetzten Heinrich Hörlein am gleichen Tag informiert, warnt dieser ihn vor Schwierigkeiten. Er solle sich über die Universität an das Kultusministerium wenden. Eine Warnung, die er nicht genügend ernst genommen habe, wie Domagk in einem Affidavit für Hörlein 1948 bekennt.[6]

Der Rektor mahnt zur Geduld. *Weiteren Bescheid bitte abwarten,* telegrafiert er (28.10.1939). Am 02.11.1939 ergeht ein ausführliches Schreiben des Rektors mit der Aufzählung seiner Aktivitäten, die er bisher im Zusammenhang der Nobelpreisverleihung unternommen habe. Er schließt mit der Versicherung: *Sobald ich Bescheid habe, werde ich Ihnen diesen zukommen lassen.*

Domagks Brief vom 03.11.1939 an den Vorsitzenden des Nobel-Komitees, der ihm später als zu höflich vorgehalten wird:[7]

---

[4]BAL 316/2.73, Hörlein an Kuhn vom 21.07.1937. Universitätsarchiv Münster Bestand 10 Nr. 1454. Domagk G (o. J.) Lebenserinnerungen (unveröffentlichtes Manuskript), S. 80–81 [BAL (Bayer-Archiv-Leverkusen) 271–2. Wenn nicht anders angegeben, wird aus Bd. I zitiert.].
[5]LA NRW, Abteilung Rheinland RW 58 Nr. 14040, Gestapo Düsseldorf, Fotokopien der bei der Verhaftung am 17.11.1939 beschlagnahmten Unterlagen.
[6]NARA RG 238 M892 Roll 68 Dok 109 Domagk, Literaturstelle gef. in Lesch J (2007) The First Miracle Drugs: How the Sulfa Drugs Transformed Medicine. Oxford University, Oxford, S. 101 Anm 22.
[7]LA NRW, Abteilung Rheinland RW 58 Nr. 14040, Gestapo Düsseldorf, Fotokopien.

An seine Magnifizenz
den Herrn Rektor des Karolinischen Institutes
Professor Dr. Gunnar Holmgren
Stockholm
Karolinska Institutet.

Magnifizenz!
Mit bestem Dank bestätige ich Ihnen den Erhalt des mir von Ihnen übersandten Telegramms und die nachfolgende briefliche Bestätigung durch Herrn Professor Liljestrand, in der mir mitgeteilt wurde, dass mir der Nobelpreis für Medizin und Physiologie für das Jahr 1939 zuerkannt worden ist und zwar auf Grund meiner Forschungen auf dem Gebiete der Chemotherapie der bakteriellen Infektionen. Diese Anerkennung meiner Arbeiten hat mich sehr erfreut und ich spreche Ihnen und dem Lehrerkollegium des Karolinischen Institutes in Stockholm meinen besten Dank aus. Da deutschen Reichsangehörigen die Annahme des Preises nach dem bestehenden Gesetz meines Wissens nicht gestattet ist, muss ich über die Einzelheiten erst Erkundigungen anstellen und mir die genauen Unterlagen dieses Gesetzes besorgen. Da dies länger dauert als ich hoffte, muss ich Sie bitten, die Verzögerung meiner Antwort zu entschuldigen. Unabhängig davon hoffe ich jedoch, dass ich die Gelegenheit haben werde, einmal in Stockholm über mein Arbeitsgebiet vor den interessierten schwedischen Kreisen sprechen zu können und dadurch einen kleinen Dank für die meiner Arbeit gezollte Anerkennung abstatten zu können. Ob es mir möglich sein wird, schon zum 10. Dezember nach Stockholm kommen zu können, kann ich z. Zt. noch nicht angeben. Ich werde Ihnen sobald als möglich weitere Nachricht geben.
Mit den besten kollegialen Grüßen
Hochachtungsvoll

Danach, noch am gleichen Tag, erwidert Domagk das Schreiben des Rektors vom Vortag. *Um nun nicht unhöflich zu erscheinen,* habe er 8 Tage nach Erhalt der Mitteilung über die Nobelpreisehrung offiziell dem Rektor des Karolinischen Instituts geantwortet. Er endet damit, dass er den Bescheid des Rektors sofort nach Stockholm absenden werde.

Doch wie kommt es zur Verhaftung von Domagk, obwohl er die Annahme des Preises infolge der Gesetzeslage ausschließt? Nur ein *meines Wissens,* das er einfügt, lässt seinen verständlichen Wunsch, den Preis dennoch annehmen zu können, durchschimmern. Der vollständige Ablauf und besonders die Zeit vom 3.–17.11.1939, die sonst keine Beachtung findet, lässt sich mit den Akten aus der Reichskanzlei, den Gestapo- und den Entnazifizierungsakten, mit den Dokumenten der Max-Planck-Gesellschaft, des Außenamtes (AAes), des Bayer- und Universitätsarchivs Münster rekonstruieren.

Domagk ergreift die Initiative, als die gewünschte Weisung aus Berlin ausbleibt und schreibt am 08.11.1939 an Hitler, um – so kann man vermuten – einer Ablehnung durch das REM zuvorzukommen:

den 8. Oktober 1939
wohl korrigiert beim Eingang: *(Nov.)*

Mein Führer!
Durch Beschluß des Lehrerkollegiums des Karolinischen Institutes in Stockholm ist mir am 27. Oktober 1939 der Nobelpreis für Medizin und Physiologie verliehen worden. Ich habe davon Seiner Magnifizenz dem Herrn Rektor der Universität Münster i/W Mitteilung gemacht. Da es nach dem deutschen Gesetz meines Wissens dem Beliehenen

5 Die Nobelpreisehrung

verboten ist, den Preis anzunehmen, möchte ich – falls dies möglich ist, – darum bitten, den Betrag für die zusätzliche Pflege von deutschen Verwundeten und solchen des Feindes, die in deutsche Hand geraten sind, zur Verfügung stellen zu dürfen resp. zum Ankauf von Heilmitteln wie Salbengrundlagen u. s. w., die aus dem Ausland eingeführt werden müssen. Ich möchte damit meinem Bestreben, in jeder Situation nach bester Überzeugung als Arzt zu handeln und zu helfen, treu bleiben, falls nicht eine andere Regelung im Interesse des Reiches wichtiger ist.
    Mit deutschem Gruß! Hochachtungsvoll
    G. Domagk[8]

Dieser Brief an Hitler befindet sich nicht oder nicht mehr bei den am 17.11.1939 von der Gestapo in Domagks Haus beschlagnahmten Unterlagen.

Kurz zuvor hatte das AA – der Münsteraner Rektor hatte die Kulturpolitische Abteilung des AAes informiert – in einem Schreiben an die Reichskanzlei (07.11.1939) angeregt, dass Domagk keinen Kontakt nach Stockholm aufnehme und stattdessen die Deutsche Gesandtschaft in Stockholm wegen der Nobelpreisehrung tätig werde. Die zuständigen Stellen, das REM, die Reichskanzlei und das Propaganda-Ministerium widersprechen dieser vorgeschlagenen Regelung nicht (08.11.1939). Deshalb geht die Reichskanzlei, die erkennbar zustimmt, in einem Schreiben an das AA (13.11.1939), dem Domagks Brief an Hitler beigefügt ist, davon aus, dass *die Angelegenheit bereits erledigt ist.*[9] Ein informierendes Schreiben des AAes an Domagk vom 9./10.11.39, das man vermutet, ergeht nicht, findet sich jedenfalls nicht in den Dokumenten; es ist aber möglicherweise aufgrund der Ereignisse storniert worden. Die Annahme, dass dieser Brief nicht geschrieben wird, ergibt sich aus seinem Fehlen in den bei Domagk am 17.11.1939 beschlagnahmten Unterlagen – an seinem Verschwinden hat die Gestapo kein Interesse, da damit leichter Domagks ‚Ungeduld und Unbotmäßigkeit' zu beweisen wäre.

Es fällt allerdings auf, dass Domagk seinen tatsächlich am 8.11. geschriebenen Brief an Hitler auf den 8.10. terminiert. Verbirgt sich in diesem Schreibfehler, in dieser Vorverlegung ein Ahnen oder gar ein Wissen um eine Ablehnung seines Wunsches durch das REM? Sich sonst korrekt erinnernd, täuscht er sich in seiner Vernehmung am 18.11. ebenfalls: Hier ist es der *10. oder 11. November,* an dem er an den Führer geschrieben habe.[10]

---

[8]BA R 43-II/910b, Bl. 51. Dieser Brief ist zum ersten Mal in Neubauer A (2011) Bittere Nobelpreise. BoD, Norderstedt, Pos. 443 (eBook), veröffentlicht worden. Der Autor schöpft seine Archivfunde nicht aus. Auch er demonstriert, dass kein Interesse besteht, Domagks Nobelpreisehrung im Gesamtzusammenhang zu betrachten.
[9]BA R 43-II/910b, Bl. 50 und 52. Der Chef der Reichskanzlei Lammers ist einverstanden. Nichtsdestoweniger bittet die Reichskanzlei das AA in weiteren Schreiben vom 27.11. und 11.12.1939 um Mitteilung, wie auf Domagks Brief an Hitler reagiert werden soll (Bl 53 und 54). Hierauf abschließend antwortet das AA am 08.12.1939 (Bl. 55).
[10]LA NRW, Abteilung Rheinland RW 58 Nr. 14040, Bl. 4.

Am 09.11.1939 findet die Bekanntgabe von zwei weiteren Nobelpreisehrungen an Deutsche statt, an die Direktoren der Kaiser-Wilhelm-Institute Richard Kuhn (1900–1967), rückwirkend für 1938 und Adolf Butenandt (1903–1995). So ganz anders als Domagk, der die über seine Nobelpreisehrung Informierten um Verschwiegenheit bittet, lässt sich Butenandt von seinen Mitarbeitern im Kaiser-Wilhelm-Institut Berlin-Dahlem feiern.[11]

Doch jetzt tritt mit dem mächtigen Generalsekretär der Kaiser-Wilhelm-Gesellschaft Telschow[12] ein Akteur auf, der mit seinen guten Kontakten in die Ministerien für die Möglichkeit einer Annahme der Nobelpreise wirbt. Dass diese Hoffnung z. T. in Ministeriumskreisen geteilt wird, legt auch Florian Schmaltz nahe.[13] Im Gegensatz zu Domagk, der sich als Privatperson ergebnislos an das REM wendet,[14] setzt sich für Kuhn und Butenandt der bestens vernetzte Telschow ein. Nur wenige Tage nach der Bekanntgabe der beiden Nobelpreisträger verhandelt er am 13.11.39 mit dem AA *wegen der ‚Beantwortung bezw. Annahme dieser Ehrung'*.[15] Vermutlich führen diese Gespräche zusammen mit den Lageberichten der Gesandtschaft in Stockholm zu einer kurzfristigen und kurze Zeit währenden Änderung der Einschätzung des AAes. Darüber hinaus ist es durchaus denkbar, dass Telschows Initiative bzgl. der Frage der Nobelpreisannahme die Gespräche auf eine höhere Ebene gehoben und den zumindest in den Augen der Reichskanzlei (Brief vom 13.11.1939) schon abgeschlossenen Fall Domagk erneut einer Entscheidung zugeführt haben.

In der Folge beauftragt das AA (im Auftrag von v. Ribbentrop) den deutschen Gesandten in Stockholm in einem Telegramm in der Nacht des 16.11. vorsichtig zu sondieren, ob es möglich sei, dass die drei (!) Geehrten *den Preis zwar formell annehmen, ihn dann aber schwedischen Nationalsozialisten zur Verfügung stellen*. Das wäre eine Variation des Domagkschen Spendenvorschlags, der dem AA ab dem 14./15.11.1939 bekannt gewesen sein dürfte, als es über die Reichskanzlei Kenntnis von Domagks Brief an Hitler bekommt. Die im Gegensatz zu den tatsächlichen Schreiben an das AA noch vorhandenen Konzepte der Deutschen Gesandtschaft in Stockholm vom 31.10., 13. und 15.11. sind in ihrem Tenor einer Nobelpreisannahme gegenüber durchaus offen und haben vielleicht dazu beigetragen, die Initiative im Auftrag Ribbentrops zu starten.[16]

---

[11]ZB Grundmann [wie Anm. 3], S. 80, 81. Crawford E (2000) German scientists and Hitler's vendetta against the Nobel prize. In: Historical Studies in the Physical and Biological Sciences,Volume 31, Part 1, S. 37–53, hier S. 39.

[12]Zur Bedeutung Telschows: Hachtmann R (2008) Die Kaiser-Wilhelm-Gesellschaft 1933 bis 1945. VfG, 56, S. 33 (https://www.ifz-muenchen.de/heftarchiv/2008_1_2_hachtmann.pdf. Zugegriffen 28.07.2018).

[13]Schmaltz F (2005) Kampfstoff-Forschung im Nationalsozialismus. Wallstein, Göttingen, S. 376, 379–380. Telschow gehört zu Mentzels – hoher Ministerialbeamter im REM und Präsident der DFG – „Göttinger Clique".

[14]Lesch [wie Anm. 6], S. 101.

[15]Schmaltz [wie Anm. 13], S. 379.

[16]Gesandtschaft Stockholm, 627 (Kult 9 Nr. 2, Nobel-Stiftung) (nach Schmaltz [Anm. 13], S. 379, Anm. 106).

5 Die Nobelpreisehrung

Offenbar bestand die Absicht, Hitler über eine Ausnahmeregelung entscheiden zu lassen. Hörlein schreibt am 15.11.1939 an Kuhn, er hoffe, dass sich ein Weg finde, der trotz des Verbotes die Preis-Annahme ermögliche. Dies schreibt er zwei Tage vor Domagks Verhaftung. Es wird durch sein Schreiben nicht offensichtlich erkennbar, dass er sich als Domagks Vorgesetzter bei Bayer und als Senator der Kaiser-Wilhelm-Gesellschaft für ihn einsetzt. Interessanterweise schreibt Butenandt an seine Eltern, ihm sei am 16.11.39 zugetragen worden, dass die Regierung die Nobelpreisvergabe als eine *unverschämte Herausforderung Deutschlands* betrachte.[17]

Butenandt – und auch Kuhn – schickt trotz mehrfacher eindringlicher Warnung des AAes, so Butenandt nach dem Krieg, am 11.11.1939 einen Dankesbrief nach Stockholm an den Deutsch-Schweden Hans v. Euler, Nobelpreisträger von 1929:[18]

In der großen Freude über die Nachricht von der mir zuteil gewordenen Ehrung möchte ich Ihnen gleich ein paar Zeilen senden und Ihnen herzlich danken für Ihr Gedenken und Ihre Glückwünsche.

Ich empfinde zutiefst die besondere persönliche Ehre und die große Anerkennung meiner Arbeiten, die in dem mir zuerkannten Nobelpreis zum Ausdruck kommen. Zunächst warte ich noch auf die Stellungnahme der mir vorgesetzten Behörden zu der Frage, was ich der Königlichen Schwedischen Akademie der Wissenschaften antworten darf. Ich hoffe, diese Stellungnahme trifft bald ein; Sie aber sollen nicht warten, um an meiner großen Freude als einer der ersten Anteil zu nehmen.

Mit herzlichen Grüssen und Empfehlungen, Ihr dankbar ergebener
Butenandt

Der Brief ist auf keinen Fall minder freundlich als der Domagks vom 03.11.1939 und fast gleichen Inhalts; er ist persönlich gehalten, dennoch würde es nicht überraschen, wenn die beiden Preisträger Kontakt mit Domagk aufgenommen hätten. Domagks Antwort an den Rektor des Karolinischen Instituts als verleihende Institution gilt als offizielle Antwort. Butenandt (und auch Kuhn) werden von der Königlich Schwedischen Akademie der Wissenschaften ausgezeichnet, nach Empfehlung des Nobel-Komitees für Chemie, dem als großer Fürsprecher der

---

[17]Schmaltz [wie Anm. 13], S. 376, 379–380. – Schieder W (2004) Spitzenforschung und Politik. Adolf Butenandt in der Weimarer Republik und im „Dritten Reich". In: Schieder W, Trunk A [Hrsg] Adolf Butenandt und die Kaiser-Wilhelm-Gesellschaft, Wallstein, Göttingen, S. 23–77. – Archiv der MPG, III. Abt., Rep. 84/2, Nr. 7813 (Hinweis aus Schieder W, Spitzenforschung und Politik [wie oben], S. 48).

[18]Neubauer [wie Anm. 8] Pos. 583 (eBook). – Euler ist soweit mit NS-Deutschland verbunden, dass er mit dem RSHA zusammenarbeitet, um den emigrierten, ab 1944 in seinem Stockholmer Labor arbeitenden Radiochemiker Hevesy auszuspionieren (Maier H (2015) Chemiker im „Dritten Reich", Wiley-VCH, Weinheim, S. 516–521). Euler bittet im Januar 1945 Domagk um Vermittlung von schwerem Wasser (BAL 316/2.81, 13.01.1945). Zu Euler: Friedman R (2001) The Politics of Excellence. Freeman & Co, New York, S. 202–204 und Widmalm S (2011) Selbstportrait eines Weggefährten: Hans von Euler-Chelpin (1873–1964) und das Dritte Reich. In: ‚Fremde' Wissenschaftler im Dritten Reich, Wallstein, Göttingen, S. 438–459.

beiden deutschen Chemiker Euler angehört.[19] Das Betonen des Unterschieds: offiziell – inoffiziell scheint Domagks Schreiben ‚gewichtiger' zu machen. Butenandts bzw. Kuhns Brief geht lediglich an ein Mitglied des Nobel-Komitees.[20]

Beide, Butenandt wie Kuhn, hoffen wohl unausgesprochen, dass der ihnen bestens bekannte Professor mit seiner Nähe zum faschistischen Deutschland ein Anwalt für die Nobelpreisannahme sei – doch Eulers Bemühungen sind vergeblich. Beide werden am 17. bzw. 18.11. vom REM angewiesen, noch *keine Zusagen* nach Stockholm zu geben, weil die Nobelpreisannahme *der allerhöchsten Entscheidung* unterliege, die bald falle. Hierüber hat das REM am 17.11. die Geschäftsleitung der Kaiser-Wilhelm-Gesellschaft informiert. Eine gleichlautende Mitteilung erreicht am 18.11. das Rektorat der Universität Münster, das Domagk in einem Schreiben davon unterrichtet. Diesen Brief, der am 20.11. ankommt, liefert Frau Domagk sofort in der Gestapo-Außenstelle Wuppertal ab, in der ihr Mann seit seiner Festnahme gefangen gehalten wird.[21]

Es lässt sich rekonstruieren – Unterlagen hierzu sind nicht auffindbar –, dass die Entscheidung sehr schnell am Abend des 17.11. gefallen ist. Domagk wird um 22.15 Uhr verhaftet. An die Gesandtschaft in Stockholm ergeht um 2.40 Uhr des 18.11. ein Telegramm. Der Gesandte wird von v. Ribbentrop gebeten, den schwedischen Außenminister sofort aufzusuchen und ihm ein Aide-Memoire zu übergeben, in dem die Nobelpreisverleihung an die drei Deutschen als *unfreundliche Handlung* Schwedens bezeichnet wird. *Nach Auffassung der Deutschen Regierung stellt unter den gegebenen Umständen die Verleihung des Nobelpreises an drei deutsche Gelehrte, den Versuch dar, Deutsche gegen einen Befehl ihres Führers und damit zum Verrat ihres Deutschtums zu verleiten.* Um dem Ganzen Nachdruck zu verleihen, wird der Gesandte zur Berichterstattung nach Berlin zurückgerufen.[22]

In Domagks Entnazifizierungsakten und in seinem Vernehmungsprotokoll vom 18.11.1939 erinnert er sich, in einem Telefonat vom AA *am 14. oder 15.11.* aufgefordert worden zu sein, *Abschriften meiner nach Schweden gesandten Dankschreiben* [sic]... *umgehend einzureichen.* In dem lediglich noch vorhandenen Eingangsjournal wird ein einziges Schreiben von Domagk, das vom 14.11. an das AA mit dem „*Betreff: Nobelpreis*" aufgeführt, dem sich ein Anruf nun zeitlich

---

[19]Ende September 39 fühlt die Deutsche Gesandtschaft Stockholm nach einer Mitteilung Eulers beim AA vor, ob die drei deutschen Nobelpreis-Kandidaten – *ein arischer Reichsdeutscher* [Domagk], *ein Parteigenosse* [Butenandt] und *der Führer der Deutschen Chemischen Gesellschaft* [Kuhn, DS] – vom Boykott betroffen seien. Zit. nach Almgren B (2017) Der Nobelpreis – ehrenvolle wissenschaftliche Auszeichnung oder unfreundlicher Akt? Wissenschaft zwischen Integrität und Anpassung. In: It's Dynamite! Der Nobelpreis im Wandel der Zeit. Cuvillier, Göttingen 2017, S. 27–37, hier S. 28.

[20]Crawford [wie Anm. 11], S. 43, 46. Butenandts Brief existiert im Original (e-Mail vom 06.11.2019 Anne de Malleray, The Royal Swedish Academy of Sciences).

[21]LA NRW, Abteilung Rheinland RW 58 Nr. 14040, Bl. 10/11.

[22]Polit. Archiv AA, RAV Stockholm, Karton 627 (Kult 9 Nr. 2: Nobel-Stiftung) nach Schmaltz [wie Anm. 13], S. 380 Anm. 109.

5 Die Nobelpreisehrung

zuordnen lässt.[23] Es ist ausgesprochen unwahrscheinlich, dass der zu freundliche Brief nach Stockholm vom 03.11.1939 der Reichskanzlei überhaupt vorgelegen hat, denn er ist beim AA erst am 15./16.11.1939 eingegangen und dass er weitergeleitet wird, ist nirgends vermerkt. Domagks Briefwechsel im Zusammenhang mit der Nobelpreisehrung ist wohl erst bei seiner Verhaftung der Gestapo in die Hände gefallen.[24]

Elisabeth Crawford untersucht die Umstände vor der und um die Nobelpreis-Verleihung, insbesondere die Bemühungen von schwedischen Kollegen, die Annahme der Preise entgegen der Gesetzeslage doch zu ermöglichen. Sie schreibt, Folke Henschens Erinnerungen zitierend [schwedischer Fachkollege von Domagk, DS]:

> *Hermann Kappner* [Kulturattaché an der deutschen Gesandtschaft in Stockholm, DS] *asked for instructions from Berlin and was told that the awarding of a prize to a German would be regarded as „highly undesirable". At the same time, he let Henschen know that the official attitude should not be regarded as inflexible and that there were in fact German officials like himself who sought to circumvent the prohibition in order to safeguard scientific relations between Germany and Sweden…*

Resümierend fährt sie fort:

> „*The reaction of the Nazi regime shows how wrong Henschen and others had been in thinking that the awarding of Nobel prizes to German nationals could be negotiated. Even if high officials in Germany have been against sanctioning scientists who received prizes, they fell in line when the order came directly from the Führer*".[25]

Gerade zu Beginn des Zweiten Weltkriegs und so rasch nach Ossietzkys Tod (04.05.1938 an Folgen einer Tuberkulose und den schweren Misshandlungen in seiner Konzentrationslagerzeit) ist bei Hitler keine Ausnahmeregelung zu erwarten. Domagk gibt am Ende der Ausführungen zu seiner Verhaftung in der Entnazifizierungsakte eine Erklärung für seine Verhaftung. Er erwähnt einen *Prof. Wirtz … der ein großes Ansehen in der Partei genoß*. Dieser habe ihm während des Krieges berichtet, dass Hitler – *äußerst erregt* über die Preisverleihung – seine ärztliche Entourage nach Domagk gefragt habe. Dieser sei ihnen jedoch unbekannt gewesen, worauf Hitler wegen *verbotene(r) internationale(r) Beziehungen* seine sofortige Verhaftung angeordnet habe.[26] Domagk berichtet dieses Gespräch mit Wir(t)z, so scheint es, weniger um die Umstände der Verhaftung zu erhellen, sondern um zu versichern, dass er mehrmals das Angebot des einflussreichen Nazi abgelehnt habe, das ihm *geschehene Unrecht wieder gutzumachen*.[27] Diese Angaben sind stimmig

---

[23]LA NRW, Abteilung Rheinland, Bestand NW 1022–D, Nr. 8351 (Bericht über die Verleihung des Nobelpreises) und LA NRW, Abteilung Rheinland RW 58 Nr. 14040, Bl. 5 und 7.
[24]LA NRW, Abteilung Rheinland RW 58 Nr. 14040, Bl. 31.
[25]Crawford [wie Anm. 11], S. 44.
[26]LA NRW, Abteilung Rheinland, Bestand NW 1022–D, Nr. 8351 (Bericht über die Verleihung des Nobelpreises 1945. – Wirtz muss nach Domagks Beschreibung korrekt „Wirz" heißen.
[27]LA NRW, Abteilung Rheinland, Bestand NW 1022–D, Nr. 8351 (Bericht über die Verleihung des Nobelpreises 1945).

mit einem Schreiben des AAes vom 8.12. an die Reichskanzlei. Der Brief beginnt mit: ..., *weil die weitere Behandlung der Angelegenheit weitgehend vom Führer und Reichskanzler selbst übernommen worden war.*[28] Mit der Verhaftung Domagks wird ein NS-loyaler Anhänger Hitlers getroffen, ohne dass ihr eine subjektive Illoyalität vorausgegangen wäre.[29]

Crawford hierzu: *...it probably mattered little that all three prizewinners were scientists of unquestionable loyalty and utility for the Nazi regime.* Und später: *Domagk's invention of Prontosil was of obvious utility in combating infectious diseases that could afflict German soldiers on the battlefield...Furthermore, since 1927 Domagk had headed an important pharmaceutical laboratory of I.G. Farben Industries, the chemical giant that maintained close relation with the Nazi regime.*[30] Dies dürfte auch der Grund gewesen sein, dass die Amerikanische Militärregierung Domagk in den Nachkriegswirren von Mai bis Oktober 1945 in seinem Sommerhaus in Holstein festsetzt.[31]

Domagk beschreibt in seinem Bericht über die Nobelpreisverleihung in den Entnazifizierungsakten einen Kommissar, der im Gefängnis *sehr freundlich* zu ihm gewesen sei, ihm nach ein oder zwei Tagen *ein Zimmer mit Couch anbot,... den Unsinn der Verhaftung wohl durchschaute* und der den Besuch seiner Frau gestattete. Diesem Kommissar, dem Dienststellenleiter der Gestapo Außenstelle Wuppertal stellt Domagk nach dem Krieg ein Entlastungszeugnis aus: Er habe ihn in die Obhut der Gestapo aus den Händen des SD überführt.

Was Domagk vermutlich nicht wusste, dieser Kommissar gehörte sowohl zur Gestapo, zur SS und zum SD. Doch auch sonst lässt der vernehmende Beamte, ein Oberregierungsrat und SS-Obersturmführer aus Düsseldorf schon am 18.11. nach Domagks Vernehmung durchblicken, dass er wenig Verständnis für die Verhaftung finde: Er sendet seinen Bericht nach Berlin und bittet um Weisung, ob Domagk entlassen werden kann. Um Hitler nicht zu desavouieren, so kann man vermuten, bleibt Domagk 3½ Tage *nicht im Polizeigefängnis,* [sondern, DS] *in einer Art Ehrenhaft in den Räumen der Außendienststelle Wuppertal,* wie der Gestapo Düsseldorf mitgeteilt wird. Am gleichen Tag ergeht ein Fernschreiben an SS-Gruppenführer Heydrich, in dem Domagk als *stets national eingestellt...und heute voll auf dem Boden des Nationalsozialismus* stehend geschildert wird.[32]

Thomas Hager erwähnt einen viel zitierten Satz aus Domagks Haftzeit, den dieser aufgeschrieben habe: *Es ist leichter, tausende Menschenleben zu vernichten als eines zu retten* [original in Deutsch, DS]. Daniel Bovet ordnet diesen Satz

---

[28]BA R 43-II/910b, Bl. 55.
[29]Domagk [wie Anm. 4]. Hier finden sich dafür viele Beispiele. In Bovet [wie Anm. 11], S. 147, wird Domagk als „solidement Deutsch-Nationaler" bezeichnet.
[30]Crawford [wie Anm. 11], S. 46, 47.
[31]BAL Gerhard Domagk – Forschung u. Wissenschaft, Vermischtes, 1927–1964, 316/2.73, Aktennotiz, o. A. und o. D. und Schreiben Lutter/Lange vom 08.02.1946.
[32]Bericht über die Verleihung des Nobelpreises 1945 aus LA NRW, Abteilung Rheinland, NW 1022-D, Nr. 8351 und LA NRW, Abteilung Rheinland RW 58 Nr. 14040, Bl. 5 und 8.

einem Brief an seinen Stockholmer Professorenkollegen Folke Henschen[33] zu, der sich für eine Nobelpreisehrung Domagks sehr engagiert hatte. Nach Robert Behnisch habe sich Domagk mit diesem Satz schon vor der Nobelpreisverleihung verdächtig gemacht. Auch andere Autoren zitieren diesen Satz Domagks, bleiben die Quellenangabe ebenso schuldig.[34] Dieser Satz, der Domagk zugeschrieben wird, gehört wohl zur mündlichen Überlieferung.

Am Entlassungstag (21.11.1939) gibt Domagk eine – ihm vorgelegte und zu unterschreibende – Erklärung in der Gestapo-Dienststelle ab, dass er ... *die notwendige politische* [unterstrichen i. O., DS] *Zurückhaltung vermissen ließ.*[35] Diese stimmt mit der überein, die einen Tag später der Chef der Sicherheitspolizei und des SD Heydrich dem AA mitteilt, wohl eine offizielle Sprachregelung: Domagk sei auf Anordnung des Führers festgenommen und entlassen worden, *weil er durch sein illoyales Verhalten die Interessen des Deutschen Reiches nicht in der erforderlichen Form gewahrt habe. Er wurde darauf hingewiesen, dass seine grossen wissenschaftlichen Leistungen vielmehr im In- als im Ausland anerkannt werden, dass er jedoch die nötige politische Zurückhaltung nach der Verleihung des Nobelpreises habe vermissen lassen.* Eine nachgeschobene Erklärung, um die affektgesteuerte Anordnung Hitlers zu kaschieren.[36] In einer weiteren, diesmal persönlichen Erklärung versichert Domagk, dass ihm jede Illoyalität fern gelegen habe und erklärt seinen Brief an den Führer damit, dass er gehofft habe, ihm eine Freude bereiten zu können.

Kurz nach seiner Entlassung teilt der vernehmende Beamte, der SS-Obersturmführer und Oberregierungsrat aus Düsseldorf dem Reichssicherheitshauptamt in einem Fernschreiben mit, dass ihn Domagk *gebeten* habe, *eine Entscheidung herbeizuführen,* welche Gründe er für seine Festnahme ausländischen Gästen geben solle, da diese *nicht unbekannt geblieben* sei.

Um Fragen wissenschaftlicher Kollegen nach seiner Festnahme auszuweichen, wird Domagk am 22.11.1939 die Teilnahme an dem Internationalen Forschungskurs „Ein Querschnitt durch die neueste Medizin" vom 27.11.–2.12.1939 in Berlin, auf der er einen Vortrag hatte halten wollen, untersagt. Er *wurde bei seiner Ankunft am Potsdamer Bahnhof erreicht. Es ist ihm gleichzeitig eröffnet worden, dass er am Internationalen Ärztekongress nicht teilnehmen soll.*[37]

---

[33]Nils Hansson bezieht sich auf eine Liste mit prodeutschen Schweden der Deutschen Gesandtschaft in Stockholm, wenn er schreibt, dass Henschen zu den *zuverlässigsten schwedischen Nationalsozialisten* zähle. Hansson N (2015) Begeisterung – Skepsis – Distanz: Schwedisch-deutsche Verbindungen in der Medizin 1933 bis 1945. In: Dirk Alvermann [Hg.], „... Die letzten Schranken fallen lassen", Böhlau, Köln, S. 351–369, hier S. 362.

[34]Hager T (2006) The Demon Under the Microscope. Broadway Books, New York, S. 251. – Bovet D (1988) Une chimie qui guérit – Histoire de la découverte des sulfamides. Payot, Paris, S. 146. Sehr wahrscheinlich entstammt dieser Ausdruck einem Brief Domagks von Mitte Oktober 39 an Henschen, dem auch eine *Führerrede* beigefügt ist (e-mail Olof Ljungström, Hagströmerbiblioteket Stockholm, 24.06.2020). – Behnisch R (1986) Die Geschichte der Sulfonamidforschung. MPS, Mainz, S. 49.

[35]LA NRW, Abteilung Rheinland RW 58 Nr. 14040, Bl. 15 und 16.

[36]Polit. Archiv AA, R 60605, Kult. 1732 g.

[37]LA NRW, Abteilung Rheinland RW 58 Nr. 14040, Bl. 13, 19 und 22.

Auf dieser Tagung ist die deutsche ärztliche Elite und prominente ausländische Gäste aus befreundeten Ländern vertreten. Euler und jener Rektor Holmgren aus Stockholm, dem Domagk den Dankesbrief vom 03.11.1939 geschrieben hatte, gehören zu den Referenten ebenso wie Butenandt.[38]

Am 23.11.1939 unterschreibt Domagk – wie auch Kuhn und Butenandt nach Bedenkzeit – im REM einen vorgefertigten Brief nach Stockholm. In seinen Erinnerungen schreibt er, wohl zu diesem Termin: *Auf dem Ministerium in Berlin (Prof. Mentzel) wurde mir versichert, dass man mir ein Äquivalent für den Verzicht auf den Nobelpreis geben wolle. Man habe erwogen, die I.G. zu veranlassen, die Summe des Nobelpreises zu erstatten, einen Prof. honoris causa usw. ...*[39] *Die drei Professoren sind dieser Weisung* [Verweigerung der Nobelpreisannahme mit dem Ausdruck des Befremdens, DS] *nachgekommen,* heißt es lapidar in einem Schreiben des AA vom 08.12.1939.[40] Nach dem Krieg behauptet Butenandt, man habe ihm an jenem Tag im REM seinen abgefangenen Brief vom 11.11.1939 an Euler vorgehalten.[41]

Die Abschrift des von Domagk unter Zwang unterschriebenen Briefs, datiert auf den 23.11.1939 an das Karolinische Institut Stockholm:

> *In meinem Brief vom 3. d.Mts. habe ich bereits erwähnt, dass meines Wissens deutschen Reichsangehörigen die Annahme eines Nobelpreises nicht gestattet ist. Mir war aber beim Schreiben dieses Briefes noch nicht bekannt, welche Bewandtnis es mit diesem Verbot hat, und auf welche Umstände es zurückzuführen ist. Erst jetzt habe ich in Erfahrung gebracht, dass das Nobel-Komitee in Oslo im Herbst 1935 den Friedenspreis an den wegen Landesverrat verurteilten Karl von Ossietzky verliehen und dass die in dieser Verleihung liegende absichtliche Demonstration gegen das nationalsozialistische Deutschland den Anlaß zu einem besonderen Erlaß des Führers und Reichskanzlers gegeben hat, in dem das erwähnte Verbot ausgesprochen wurde.*
>
> *Unter diesen Umständen muss ich bitten, meinen in Unkenntnis des wirklichen Sachverhalts abgesandten Brief vom 3.d.Mts. als nicht geschrieben zu betrachten. Zu meinem Bedauern kann ich jetzt in dem Beschluß des Karolinischen Instituts nicht mehr eine ehrende Anerkennung meiner Arbeit sehen, muss vielmehr annehmen, dass das Institut, dem die Gründe des deutschen Verbots ganz zweifellos bekannt waren, mir zumuten wollte, dieses Verbot einfach zu missachten. Eine solche Mißachtung wäre für jeden Deutschen mit einem Treuebruch gleichbedeutend, den ich selbstverständlich weit von mir abweisen muss.*
>
> *Ich sehe mich daher genötigt, die Annahme des Preises hiermit abzulehnen.*
>
> *gez. Domagk*[42]

Weil man im entfernten Düsseldorf Domagks Verhaftung nicht verstehen kann, meldet sich ein SS-Standartenführer und Oberregierungsrat bei dem „Der Inspekteur der Geheimpolizei und des SD" am 30.11.1939 zu Wort: *...Wie der*

---

[38]LA NRW, Abteilung Rheinland RW 58 Nr. 14040, unpaginiert, ca. Bl. 38 und 39.
[39]Domagk [wie Anm. 4], S. 133.
[40]LA NRW, Abteilung Rheinland RW 58 Nr. 14040, Bl. 26 und BA R 43-II/910b, Bl. 55.
[41]Butenandt an Königl. Schwedische Akad. d. Wiss., Vetenskapsakademiens Protokol 1948 Ang. Nobeleränden, Bl 87 f., in: Neubauer [wie Anm. 8] Pos. 585 (eBook).
[42]LA NRW, Abteilung Rheinland RW 58 Nr. 14040, Bl. 26.

hiesige Sachbearbeiter … bei einer Besprechung in Berlin erfahren hat, ist die Verhaftung des Domagk nicht auf den nach Stockholm gegebenen Zwischenbescheid zurückzuführen, sondern daß D. schwedischen Journalisten ein Interview gegeben hat …[43] Die weitere Untersuchung verläuft im Sande. Ebenso ergeht es der Untersuchung des Verhaltens des Wuppertaler Kriminalkommissars, der Domagk zu der *Ehrenhaft* verholfen hatte. Dass er dem Führerbefehl nicht folgt, dürfte an der nicht nachvollziehbaren Begründung für die Verhaftung aus Berlin liegen. Neben möglichen Rivalitäten zwischen Gestapo und SD, zwischen Berlin und Wuppertal – das RSHA (Reichssicherheitshauptamt) besteht erst seit Oktober 39 – könnte der überlieferte Hang zu Eigenmächtigkeiten auch eine Rolle gespielt haben.[44] Angesichts dessen, dass die Verhaftung Domagks einem affektiven Impuls Hitlers entspringt, dürfte wenig Interesse an weiteren Ermittlungen, die das ‚Fehlverhalten' der Dienststelle Wuppertal aufgedeckt hätte, bestanden haben. 15 Jahre später bescheinigt Domagk dem Kriminalkommissar, sich bei seiner Verhaftung *menschlich und hilfsbereit* gezeigt zu haben. Er *…bot … mir sein Privatzimmer mit Schreibtisch und Chaiselongue an und gab mir die Möglichkeit dort zu arbeiten.*[45]

Folke Henschen, der enge Freund von Domagks Familie,[46] erzählt in seiner Autobiografie ein Erlebnis aus Domagks Haftzeit, das später in keiner Schilderung – allerdings verändert – fehlen wird: Der ungläubige Gefängniswärter – so wird später erzählt –, der Domagk für verrückt hält, weil dieser von sich behauptet, er habe den Nobelpreis erhalten. Nach Henschen ist es der Gefängnisdirektor, der ihn bzw. diese Geschichte für verrückt hält und die Tür zuknallt. 1950 noch wird Domagk, der genau diese Episode am ersten Morgen nach seiner Verhaftung schildert, wörtlich ohne den späteren (?) Zusatz zitiert:[47]

> *… Als mir am nächsten Morgen [18.11.1939, DS] befohlen wurde, meine Zelle zu reinigen und Kaffee zu trinken, weigerte ich mich. Dann wurde ich in Gegenwart eines höheren SS-Offiziers aus Düsseldorf verhört … Ich weigere mich auch ferner, etwas zu mir zu nehmen, bis der Polizeikommissar, der sehr freundlich war und den Unsinn meiner Verhaftung einsah, mir einen Raum mit einer Couch anbot und meiner Frau erlaubte, mir etwas zu essen zu bringen…*

Domagk erhält Mitte Dezember 39 die von der Gestapo beschlagnahmten Unterlagen zurück. Ein letzter Eintrag in die Gestapoakte ist ein Zeitungsausschnitt vom

---

[43]LA NRW, Abteilung Rheinland RW 58 Nr. 14040, Bl. 27.
[44]Rübner H Gestapo-Terror in Wuppertal. Aufbau, Funktion und Praxis einer lokalen Verfolgungsbehörde. Münster, S. 28–30 (dieses Literaturzitat verdanke ich Stephan Stracke, Wuppertal).
[45]LA NRW, Abteilung Rheinland NW 130 Nr. 265, Bescheinigung vom 13.08.1954. Behnisch spricht sogar von einem Reiseverbot ([wie Anm. 34], S. 49).
[46]Domagk [wie Anm. 4], Bd. II, S. 61. – Henschens Neffe heiratet Domagks Tochter. – Von 1943–1947 ist Peter Weiss mit Henschens Tochter verheiratet.
[47]Henschen F (1957) Min långa väg till salamanca. En läkares liv. Bonniers, Stockholm, S. 206. Zitiert in: Almgren [wie Anm. 19], S. 34. Die Grundmannsche Version dieser Episode ([wie Anm. 3], S. 85) weicht hiervon ab. In Domagks Erinnerungen wird sie nicht erwähnt. – Nobelpreis war „unerwünscht". Warum die Gestapo Domagk verhaftete. In: Die Welt, 06.12.1950, S. 3.

12.01.1940 mit der Überschrift *Wuppertaler Forscher geehrt:* Domagk wird zum Ehrenmitglied der Deutschen Gesellschaft zur Bekämpfung der Geschlechtskrankheiten ernannt. Im August 1942 – wohl anlässlich seiner Ernennung zum Stabsarzt – wird er überprüft, ob *wir Vorgänge haben,* wie es heißt.[48]

Es erstaunt, wie wenig die Haftzeit in Domagks Erinnerungen ihren Niederschlag findet im Gegensatz zu der Bedeutung, die sie in seinem Leben gewinnt. Er erwähnt Rückmeldungen, die ihn in seinem Verhalten bestätigen und führt auch Stimmen an, die eine Entschädigung in Aussicht stellen. Doch noch über 20 Jahre später klagt er seinen Arbeitgeber an: *So gut wie nichts geschah von Seiten des Werkes.* Die seelische Erschütterung, die jedoch in der Zukunft zu keiner erkennbaren Besinnung oder gar Umkehr führt, fasst er so zusammen: *Der Zusammenbruch meiner bisher auf Ideale eingestellten Lebensauffassung war schwer zu überwinden.* Bei seiner ausführlichen Beschreibung der schon bald folgenden, vom REM genehmigten Reisen nach Spanien und Italien spielt – wie er es nennt – *die ganze scheußliche Angelegenheit* keine Rolle.[49]

Im Juli 1943 schreibt Domagk anlässlich seiner Ernennung zum Ehrensenator der Universität Greifswald in einer Aufzählung seiner Auszeichnungen (ohne Not?) *…Nobelpreis (abgelehnt) …*[50]

Dieses Ereignis – die Verhaftung im November 1939 – hat Domagks Karriere jedoch nicht geschadet. Nach einer Unterredung am 12.12.1939 in Berlin hält der Münsteraner Rektor in einer Aktennotiz fest:

… Prof. Men(t)zel [Chef des Amtes Wissenschaft im REM, DS] will aber, sobald die Möglichkeit dazu besteht, sich für Prof. D. einsetzen, damit ihm eine Entschädigung zuteil wird. Er ist der Ansicht, dass jetzt die Freunde des Prof. D. diesem zu verstehen geben müssen, dass er auf seine Stunde noch warten muss, dass diese aber bestimmt kommen würde.[51]

Sie kam sehr schnell. Der in den Kriegsjahren im In- und faschistischem Ausland vielfach ausgezeichnete Ritterkreuzträger Domagk – diesen Orden, Ritterkreuz zum Kriegsverdienstkreuz, überreicht ihm der eigens angereiste und nach dem Krieg hingerichtete Karl Brandt im April 44 –[52] gehört zur ärztlichen Elite

---

[48]LA NRW, Abteilung Rheinland RW 58 Nr. 14040, Bl. 35, 36 und BAL 316/2.81, Brief von Schulze-Behr an Domagk vom 27.09.1942.

[49]Domagk [wie Anm. 4], S. 132–133, 137–140, 162–169, 174–180.

[50]Eintragung Gerhard Domagks in das Album der Ehrensenatoren, Universitätsarchiv Greifswald, e-mail vom 24.08.2016.

[51]Universitätsarchiv Münster Bestand 10 Nr. 1454, Unterredung Mentzel-Mevius vom 12.12.1939. In den eingesehenen Akten des Universitätsarchivs Münster und des Bayer-Archivs Leverkusen ist dies die einzige Spur von Domagks Verhaftung.

[52]Angeregt vom Münsteraner Rektor und Pathologie-Kollegen Herbert Siegmund beim Präsidenten des Reichsforschungsrates Feldmarschall Göring (Universitätsarchiv Münster, Bestand 9, Nr. 336), genehmigt von Hitler (Domagk [wie Anm. 4], S. 230 und BAL 316/2.73, Aktennotiz Hörlein an Brüggemann vom 12.05.1944).

Deutschlands, auch wenn sein Bericht zur Nobelpreisverleihung so anders endet und Grundlage der Legendenbildung ist: *Seit dieser Verhaftung wußte ich, daß ich auf Schritt und Tritt beobachtet wurde und daß jeder erneut auftauchende Verdacht gegen mich mir und meiner Familie zum Verderben gereichen würde. Eine Rehabilitation für das Geschehene erfolgte nicht.*[53] 1950 heißt es schon: *... und sich [Domagk, DS] der entwürdigsten [sic] Behandlung seitens der Machthaber des totalitären Staates aussetzte.*[54] Das Verlangen nach einem makellosen Wissenschafter war in der jungen Bundesrepublik verführerisch groß – so groß, dass noch die heutige Rezeption der Person Domagks und seiner wissenschaftlichen Leistung davon geprägt ist.

So zeigt das ausschließliche Festhalten an der Begründung für die Verhaftung, nämlich der ‚zu höfliche Brief' nach Stockholm, nicht nur seine ungebrochen nationalsozialistische Vergangenheit: Die Aufgabe, von Hitlers impulshaftem Verhalten abzulenken. Man macht sich bis heutzutage die damalige Argumentation zu eigen. Gleichzeitig wird der nationalsozialistische Vorwurf der Illoyalität in der entstehenden Bundesrepublik und weiterhin instrumentalisiert. Sofern die Aussage über Wirz von Domagk richtig wiedergegeben wird, trifft sich im Argument des ‚zu höflichen Briefes', das zum ersten Mal 1945 erscheint, der Vorwurf der Illoyalität mit dem Wunsch Domagks, seinen im Gegensatz zu Kuhn und Butenandt geringeren Bekanntheitsgrad zu verbergen – in der Tat besaßen Kuhn und Butenandt sehr gute Beziehungen zu NS-Funktionsträgern.

Jedoch, es gebietet der Respekt vor den vielen gequälten Gestapo-Gefangenen im Nationalsozialismus, nicht ohne Erläuterung von dem Gestapo-Gefangenen Domagk zu reden, auch wenn er von der Gestapo verhaftet wird. In dem von Bayer AG herausgegebenen Buch über Domagk ist ein Faksimile-Abdruck eines Funkspruchs der Gestapo Düsseldorf zu sehen, auf dem von einer *Ehrenhaft* zu lesen ist, ohne dass diese genau erklärt würde. Ist es erwünscht, dass der Leser die *Ehrenhaft* für einen der vielen Euphemismen der Nazis hält?[55]

---

[53]LA NRW, Abteilung Rheinland, Bestand NW 1022–D, Nr. 8351 (Bericht über die Verleihung des Nobelpreises 1945).
[54]Nobelpreis war „unerwünscht". Warum die Gestapo Domagk verhaftete. In: Die Welt, 06.12.1950, S. 3.
[55]Bayer AG [wie Anm. 3], S. 35.

Kapitel 6
Das Sulfonamidbuch Bosse-Bosse-Jaeger

Inhaltsverzeichnis

6.1   Zur Genese des Sulfonamidbuchs.   65
6.2   Das Sulfonamidbuch.   67
6.3   Paul Bosse und seine Familie im Nationalsozialismus.   71
6.4   Kein Schutz für die Familie Bosse   76

Im vergessenen Sulfonamidbuch (Abb. 6.1) von Paul Bosse, seinem Sohn Günther und Karl-Heinz Jaeger kreuzen sich in verhängnisvoller Weise Medizin-, deutsche und Familiengeschichte des 20. Jahrhunderts. Diese Arbeit bringt das Buch in Erinnerung, beleuchtet das Umfeld seines Entstehens und zieht Verbindungslinien bis in die Gegenwart.[1]

Paul Bosse (1881–1947), Chirurg und Gynäkologe, ist von 1919 bis Ende 1935 Chefarzt des Paul-Gerhardt-Stiftes in Lutherstadt Wittenberg. Trotz seiner großen Verdienste um das Stift wird ihm Ende 1933 – im Zuge der „Reinigung" Wittenbergs von „jüdischen" Ärzten – von der Paul-Gerhardt-Stiftung gekündigt. Er hatte sich geweigert, sich von seiner, später im KZ ermordeten Frau Käte (1886–1944), einer „nichtarischen" Christin[2], scheiden zu lassen. Unter Zwang und demütigenden Umständen, die bis heute nicht in aller Deutlichkeit anerkannt

---

[1]Bosse P, Bosse G, Jaeger K-H (1943) Die örtliche Sulfonamidtherapie. Wissenschaftliche Verlagsgesellschaft, Stuttgart. Besprechung in: Med. Klinik, 39 (1943), S. 591.

[2]„Nichtarische" Christen, Christen mit in aller Regel jüdischen Vorfahren, werden von den Nationalsozialisten den „Rassejuden" bzw. den „Mischlingen" zugeordnet und in unterschiedlichem Maß verfolgt. Sie werden von der Kirche ausgestoßen und gehören auch nicht zu den Juden. Sie sind *Fremde* in ihrem eigenen Land [Oberlaender F (1996) „Wir aber sind nicht Fisch und nicht Fleisch". Christliche „Nichtarier" und ihre Kinder in Deutschland. VS, Opladen, S. 11 und S. 21]. – Käte Bosses Schicksal ist in Wittenberg einzigartig: Ihre „privilegierte Mischehe" schützte sie im Gegensatz zu den vier anderen „privilegierte Mischehen" nicht vor der Vernichtung.

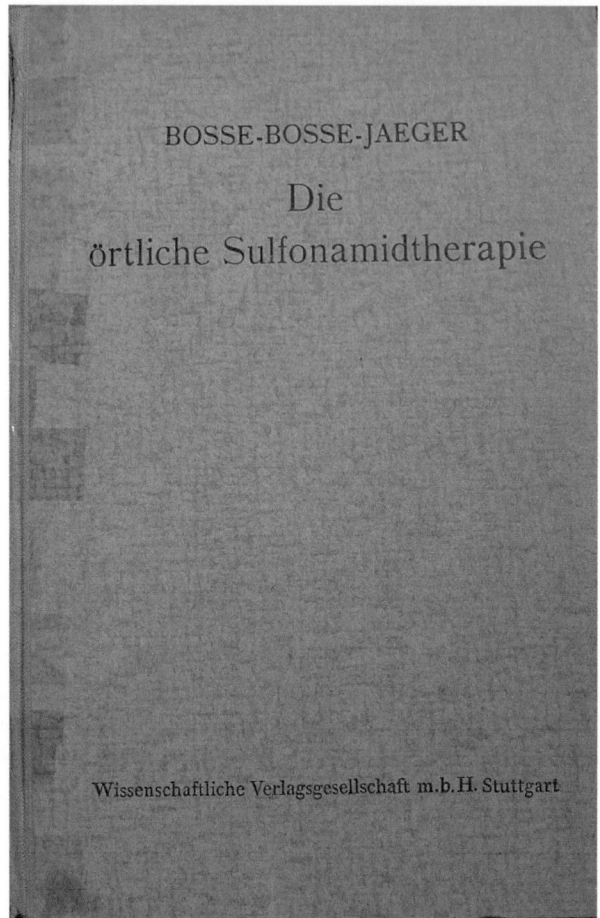

Abb. 6.1 Das Sulfonamidbuch Bosse-Bosse-Jaeger (Privatarchiv)

werden, unterschreibt er einen Auflösungsvertrag, der ihm bis Ende 1935 seine Anstellung sichert. 1935/1936 eröffnet er – nur katholische Schönstätter Marienschwestern sind zu einer Mitarbeit bereit – eine Privatklinik und Entbindungsanstalt, deren Gründung er seit 1934 vorbereitet.

Das Sulfonamidbuch, das bei der Forschung über die nationalsozialistische Verfolgung der Familie Bosse ‚entdeckt' wird, wird auf dem Höhepunkt der unter Chirurgen heftig geführten Auseinandersetzung um die Wirksamkeit lokaler Sulfonamidbehandlung von infizierten Kriegswunden geschrieben und findet bis etwa 1950 Eingang in die Literatur und Praxis. Die Autoren sind Erstbeschreiber (1936) der lokalen Anwendung des Sulfonamids Prontosil in der Medizin. Mindestens 12 Veröffentlichungen zur Sulfonamidbehandlung erscheinen aus der Bosse-Klinik in medizinischen Zeitschriften bis zum Publikationsverbot im April 1943.

6.1 Zur Genese des Sulfonamidbuchs

Das in Vergessenheit geratene Sulfonamidbuch Bosse–Bosse–Jaeger gibt den aktuellen Stand der Forschung über die lokale Sulfonamidtherapie aus der Sicht von Befürwortern dieser Behandlungsmethode wieder. Es wird verfasst auf dem Höhepunkt der Auseinandersetzung um die Anwendung der Sulfonamide in der Kriegschirurgie.

Es lässt sich genau umreißen, wann das Buch „Die örtliche Sulfonamidtherapie" geschrieben wird. Paul Bosse wird im Frühjahr 1942 von der Gestapo Dessau der Wehrkraftzersetzung beschuldigt, weil er in seiner Privatklinik Frauen mit Gonorrhoe infiziere. Da es zu keiner Anklageerhebung durch die Staatsanwaltschaft kommt, zeigt er sich selbst beim Ärztlichen Berufsgericht an, das Anfang August verhandelt. Das Verfahren endet mit einem Freispruch. Bis zur standesgerichtlichen Klärung legt er seine Kliniktätigkeit nieder und lässt sich durch seine als praktische Ärztin, ohne Kassenzulassung niedergelassene Tochter vertreten, wie er sich später erinnert.[3] Sie hatte zusammen mit ihrem Vater die Klinik aufgebaut. Die Zeit nutzt er, um an dem Sulfonamidbuch zu schreiben, wozu er von einem Verlag aufgefordert wird. Das Vorwort trägt als Datum den *August 1942*, das Buch erscheint Anfang 1943 und wird im Deutschen Ärzteblatt im Mai des gleichen Jahres erwähnt.

Der Wissenschaftlichen Verlagsgesellschaft m.b.H. Stuttgart – so heißt sein Verlag – fehlen heute Unterlagen, die Näheres zum Entstehen des Buches verraten, insbesondere warum man sich gerade an Paul Bosse wendet.[4] Es ist nicht unwahrscheinlich, dass der ausgewiesene Experte auf dem Gebiet der Sulfonamidforschung Domagk dem Verlag Paul Bosse als klinischen Spezialisten der örtlichen Sulfonamid-Anwendung für eine Monografie empfiehlt.[5] Paul Bosse ist ein früher (seit 1936) Mitstreiter von Domagk: Eine Darstellung von einem Kliniker, gedacht als Unterstützung im Kampf um die Anwendung der Sulfonamide bei der Gasbrandbehandlung, ein Anliegen, das Beide verbindet.[6]

Warum wird gerade Paul Bosse als Autor einer Monografie zur lokalen Sulfonamidbehandlung gewählt? Auch nach seinen ihn ärztlich prägenden Erfahrungen

---

[3]Stummeyer D+U (2015) Paul Bosse. Seine Klinik in Wittenberg. Unerwünschte Wahrheitssuche. BoD, Norderstedt, S. 153–155. S. auch Schwoch R (2019) Entrechtet und ausgestoßen – 312 verfolgte Mitglieder der Deutschen Gesellschaft für Chirurgie, S 39–40. In: Bauer H et al. [Hrsg] Deutsche Gesellschaft für Chirurgie 1933–1945. Die Verfolgten. Kaden, Heidelberg, S. 17–294.
[4]E-Mail der Wissenschaftlichen Verlagsgesellschaft Stuttgart vom 23.12.2015. – In einem Schreiben vom 24.03.1947 – kurz nach Paul Bosses Tod – bescheinigt die Wissenschaftliche Verlagsgesellschaft dessen Tochter, dass ein Aufenthalt in Wittenberg notwendig sei, da das Sulfonamidbuch in Kürze in neuer veränderter Auflage erscheinen soll – hierzu ist es nie gekommen.
[5]Diese Vermutung findet in einer Bemerkung von Paul Bosses Tochter, der Ärztin Dorothee Maier-Bosse aus dem Jahr 1991 Bestätigung. Sie spricht davon, das Sulfonamidbuch sei *mit dem Segen Domagks* erschienen.
[6]Stummeyer [wie Anm. 3], S. 168.

im Ersten Weltkrieg und als Chirurg eines Heimkehrerlazaretts zeigt er weiterhin großes Interesse an kriegschirurgischen Fragestellungen. Fast zeitgleich mit Domagks Veröffentlichung zur Chemotherapie bakterieller Infektionen ereignet sich im Juni 1935 das verheerende Reinsdorfer Sprengstoffunglück, unweit von Wittenberg, das an die organisatorischen und chirurgischen Fähigkeiten Paul Bosses, Chefarzt in Wittenberg, größte Anforderungen stellt. In seiner Arbeit „Kriegserfahrungen in Friedenszeiten" wirft er die Frage auf, ob bei Massenunfällen wie diesem – allein aus der Zeitnot – von der strengen Einhaltung der Friedrichschen Wundtoilette abgewichen werden könne, eine Frage von eminent wichtiger Bedeutung für die Kriegschirurgie. Mit durchschlagendem Erfolg setzt er die nicht unumstrittenen Lebertranverbände nach Wilhelm Löhr (1889–1941) ein – bis auf einen werden die fast 90 Schwerverletzten gerettet[7]. Im nächsten Jahr berichtet Jaeger aus der Arbeitsgruppe Bosse–Bosse–Jaeger erstmalig in der Literatur von einer erfolgreichen Behandlung mit einem lokal applizierten Sulfonamid.[8] Die Erfahrungen mit der lokalen Sulfonamidbehandlung in seiner Privatklinik (Abb. 6.2) haben Paul Bosse für Domagk besonders interessant gemacht, weil diese bei der Gasbrandbehandlung mit Marfanil von besonderer Bedeutung ist. In der Folge werden bis Mitte 1942 12.000 ambulante und 4000 klinische Behandlungen mit lokal applizierten Sulfonamiden durchgeführt.[9]

Wie sehr sich Paul Bosse und Bayer Hoffnungen auf einen Einsatz von Sulfonamiden statt oder vor einer modifizierten Wundtoilette machen, zeigt ein interner Bericht des Bayer-Büros Leipzig, um Eingang zur Wehrmacht zu finden und letztlich den Umsatz erheblich steigern zu können:

...Am wichtigsten erschienen uns die Versuche B.'s [Bosses, DS], Prontosil beim Heer einzuführen. Wenn das Präparat hier unsere Erwartungen erfüllt, wäre dem Prontosil ein außerordentlich großes Gebiet erschlossen. Allein die Anwendung des Produktes als Zusatz zu den Verbandpäckchen würde einen erheblichen Verbrauch darstellen. Wesentlich ist auch die Verwendung einer Prontosil-Salbe anstelle der Friedrich'schen Wundtoilette. Diese ist im Ernstfalle infolge Zeitmangel meist nicht durchführbar. Ausserdem gestattet die Anwendung von Prontosil-Salbe, die Wunde 8-10 Tage liegen zu lassen, ohne dass der Verband erneuert werden zu werden braucht. (Immer unter Voraussetzung, dass die B.'schen Erwartungen in Erfüllung gehen). Dies bedeutet eine wesentliche Entlastung für die Ärzte und Sanitätsmannschaften im Ernstfalle ...

---

[7]Bosse P (1935) Kriegserfahrungen im Frieden. Dtsch. Med. Wochenschr. 61, S. 1623–1642. Behrendt berichtet von einer 1942 erfolgten, erfolgreichen und systematischen Behandlung von Wunden in der Frühphase mit Lebertran-Salbe [Behrendt K P (2003) Die Kriegschirurgie 1939–1945 aus der Sicht der Beratenden Chirurgen des deutschen Heeres im Zweiten Weltkrieg. Dissertation, Universität Freiburg i. Br., S. 59].

[8]Jaeger K-H (1936) Über örtliche Prontosilanwendung. Dtsch. Med.Wochenschr. 62, S. 1831. *Von den deutschen Klinikern hat Bosse schon vor Jahren als erster das Prontosil mit gutem Erfolg angewendet*, bemerkt Domagk G (1943) Verhandlungsberichte. Dtsch. Med. Wochenschr. 69, S. 438. Nach Schreus sollte hier besser von erstmaliger Behandlung auf chirurgischem Gebiet gesprochen werden [Schreus H T (1942) Chemoprophylaxe des Gasbrandes, V. Mitteilung. Klin. Wochenschr. 21, S. 14–17, hier S. 14].

[9]Mitteilung des Pharma-Büro-Leipzig vom 05.07.1937 zur I.G. W-Elberfeld (BAL 316/2.81).

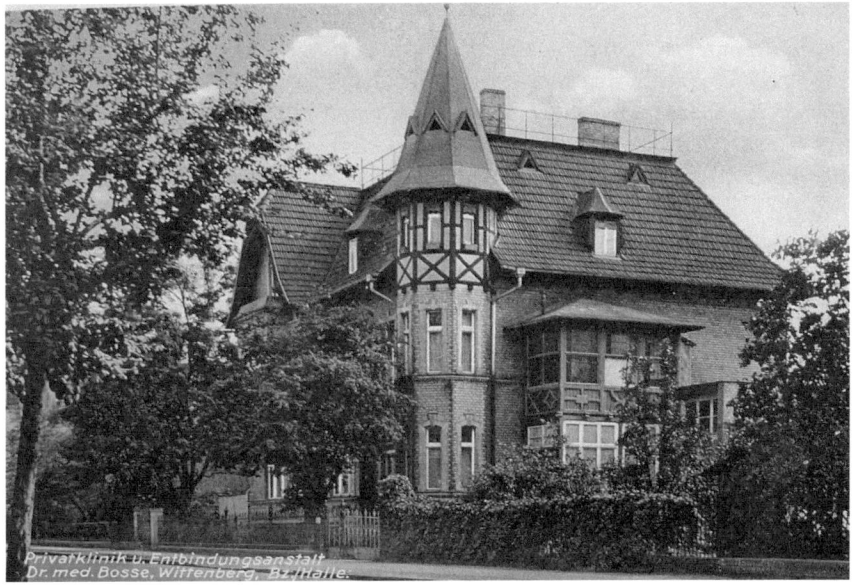

Abb. 6.2 Bosse-Klinik in den späten 1930er Jahren (Privatarchiv)

Schon Anfang Juni 1938 hatte Paul Bosse – ganz deutscher Patriot – auf dem Chirurgiekongress in Dresden seinen Vortrag über die lokale Anwendung des Prontosils, des ersten Sulfonamids, mit den Worten beendet:

Sinn und Zweck meiner Bestrebung ist, für den Ernstfall auf ein Mittel und seine Anwendung aufmerksam gemacht zu haben, das wir auch im Schützengraben schon beim ersten Verband zur Verhütung der Infektion anwenden können und das ein deutsches unbeschränkt herstellbares Produkt ist von unbegrenzter Lebensdauer.

Zuvor spielt er auf den Ersten Weltkrieg an, in dem man „*Hunderttausende*" verloren habe an Infektionen.[10] Paul Bosse und seine Arbeitsgruppe sind als Erstbeschreiber und Verfechter der lokalen Sulfonamidbehandlung, schon früh auf deren militärärztlichen Nutzen hinweisend, eingebunden in die wissenschaftliche Community, die geeigneten Autoren, um den aktuellen Stand der Forschung aus ihrer Sicht zusammenzufassen.

6.2 Das Sulfonamidbuch

Das Buch gliedert sich nach einem Vorwort, in dem das Interesse *unserer verwundeten Soldaten* an einer Nachprüfung der lokalen Sulfonamidbehandlung betont wird, in zwei Teile, einen allgemeinen (Wirkungsweise und Bakteriologie)

---

[10]Bosse P (1938) Die örtliche Anwendung des Prontosils in der Chirurgie. Zentralbl. Chirurgie 65, S. 2686–2688.

und einen klinischen Teil, der ihre Anwendung in den einzelnen medizinischen Disziplinen umfasst. Im Schlusswort wird noch einmal betont, das hauptsächliche Einsatzgebiet der lokalen Sulfonamidbehandlung liege *in der Chirurgie in der Bekämpfung der aeroben wie auch der anaeroben Wundinfektion!*[11]

Es lohnt sich, eine längere Passage aus der Einleitung zu zitieren, um die damalige Rezeption der Forschungsergebnisse aufzuzeigen:

> *Wenn deshalb heute zahlreiche Autoren den Gedanken der örtlichen Anwendung als ‚naheliegend' bezeichnen, so ist demgegenüber festzuhalten, dass trotz der Veröffentlichungen unserer Arbeitsgemeinschaft verschiedene Jahre lang keine Notiz von unseren praktischen und theoretischen Ergebnissen genommen wurde und noch im Jahre 1940 auf der großen Aussprache über den derzeitigen Stand der Sulfonamidtherapie in der Berliner Medizinischen Gesellschaft der örtlichen Anwendung keine Erwähnung geschah, während im Ausland schon relativ frühzeitig (1939) die Konsequenz durch die Einführung für militärärztliche Zwecke gezogen wurde.*[12]

Besonders wird deshalb auf die Gasbrandinfektionen eingegangen, weil die Bedeutung der Sulfonamide bei ihrer Therapie unterschiedlich beurteilt wird. Einerseits wird festgestellt, dass *die Gasbrand-Prophylaxe und Therapie noch der Lösung harrt,* andererseits werden französische und britische Ärzte aus den Jahren 1940–1942 zitiert, die mit einer kombinierten Sulfonamidbehandlung bei der Behandlung von Gasbrand-Kranken erstaunliche Erfolge erzielten. Über den Vorteil lokaler Anwendung halten die Autoren fest:

> *... Die wirksamste (!) Dosis beträgt ein Vielfaches dessen, was über die Blutbahn heranzuschaffen ist; ein Versuch würde die Gaben von toxischer Höhe erforderlich machen ...*[13]

Wiederholt wird an Domagks Warnung erinnert, nicht etwa bewährte chirurgische Maßnahmen im zu blinden Vertrauen auf die Wirksamkeit der Sulfonamide zu unterlassen – auch wenn Hoffnungen bis zumindest 1937 bestehen, die Friedrich'sche Wundtoilette durch eine geeignete Sulfonamidsalbe ersetzen zu können. Das Buch bemüht sich, die Gräben zwischen den Standpunkten nicht zu vergrößern. Das aktuell drängende und kontrovers diskutierte Thema der Wundinfektion innerhalb der Chirurgie wird so behandelt, dass den einer Sulfonamidbehandlung skeptisch-ablehnend eingestellten Chirurgen weiterhin die Wichtigkeit der chirurgischen Versorgung der Wunde versichert wird. Gleichzeitig wird die lokale Sulfonamid-Gabe als eine bewährte und bereits mannigfach erprobte Behandlung selbstbewusst dargestellt, die zudem den Chirurgen durch

---

[11] Bosse–Bosse–Jaeger [wie Anm. 1], S. 5 und S. 140.

[12] Ebd., S. 11. Ergänzend zu den Vorträgen der Berliner Medizinischen Gesellschaft: Jaeger K-H (1940) Fschr. Ther., S. 203. Vgl. auch Ebbinghaus A, Roth, K H (2001) Kriegswunden. Die kriegschirurgischen Experimente in den Konzentrationslagern und ihre Hintergründe. In: Ebbinghaus A, Dörner K (Hrsg): Vernichten und Heilen. Der Nürnberger Ärzteprozeß und seine Folgen. Aufbau, Berlin, S. 182.

[13] Bosse–Bosse–Jaeger [wie Anm. 1], S. 98–103 und S. 139–140. Das später bei Gasbrandinfektionen an der Front in großem Umfang lokal angewandte Marfanil bzw. Marfanil-Prontalbin-Gemisch wird dringend empfohlen (S. 43).

6.2 Das Sulfonamidbuch

den Zugewinn an Zeit Operationsmöglichkeiten eröffne – die frühzeitige lokale Gabe von Sulfonamiden verlängere die Dauer, innerhalb derer die chirurgische Wundversorgung stattfinden könne – eine Aussage, die bis zum ‚Auslaufen' der Kontroverse Bestand hat.

Im Zentrum des Sulfonamidbuches Bosse–Bosse–Jaeger steht der im August 1941 erschienene, viel beachtete Artikel von Kirschner (1879–1942), Ordinarius in Heidelberg, in dem dieser sich aufgrund eigener Untersuchungen in seiner Skepsis bestätigt sieht und dringend wissenschaftlich fundierte Forschungen anmahnt. Der mitunter polemische Ton verbirgt seine Sorge, dass die lokale Sulfonamidtherapie zu einer Vernachlässigung chirurgischer Prinzipien führen könne. Besondere Aufmerksamkeit und eingehende Kritik erfährt nun in dem Buch dieser Artikel von Martin Kirschner,[14] der zusammen mit Ferdinand Sauerbruch (1875–1951) zu den prominenten Chirurgen gehört, die einer Sulfonamidbehandlung von Wunden sehr skeptisch gegenüberstehen. Es spricht viel dafür, dass diese Arbeit von 1941 Anlass ist, den aktuellen Stand in der lokalen Sulfonamidforschung zusammenzufassen: Denn Kirschner behauptet das Versagen der örtlichen Sulfonamidbehandlung.

Bemerkenswert sind in diesem Zusammenhang Schreus und Kirschner, die sich Anfang 1942 einen Schlagabtausch liefern.[15] Schreus hält Kirschner und seinen beiden Schülern *überhebliche Kritik* vor, die *kaum ernsthafter Richtigstellung* ebenso wie *ihre eigenen Beiträge wegen der Unhaltbarkeit ihrer Fragestellung und Versuchsausführung keiner weiteren Diskussion bedürfen.*[16] Bei Bosse/Bosse/Jaeger *irrt* sich Kirschner höchstens. Domagk hierzu in seinen Lebenserinnerungen:

Wie der Kampf der Meinungen hin- und herwogt, zeigt die letzte Veröffentlichung von Kirschner in der Zeitschrift „Der Chirurg". Meine in demselben Heft erschienene Arbeit sollte eigentlich die Stellungnahme zu den Kirschner'schen Ausführungen sein und zeigen, wie man es in Anlehnung an die experimentellen Ergebnisse richtiger machen würde als Kirschner, um Erfolge zu erzielen. Kirschner hat dann als Redakteur dieser Zeitschrift die beiden Mitteilungen aber umgestellt, so dass es den Eindruck erweckt, dass alle in meiner Arbeit erwähnten Vorschläge von ihm schon berücksichtigt wären, was aber in keiner Hinsicht der Fall war. Bosse hat die von Kirschner gemachten Ausführungen später auch vom

---

[14]Kirschner M (1941) Die Chemotherapie chirurgischer Infektionskrankheiten. Der Chirurg 13, S. 443–457 und die kritische Würdigung in: Bosse–Bosse–Jaeger [wie Anm. 1], S. 53–59. Im gleichen Jahr wechselt der Münsteraner Chirurg Hans Hellner, der bisher sehr skeptisch einer Chemo- und Serotherapie des Gasbrands gegenüber stand, am Ende seiner tierexperimentellen Arbeit zu ihren Befürwortern: Für die Kriegswunde sind aber die Voraussetzungen für eine restlose und vollständige Ausschneidung [der Wunde, DS] nicht gegeben. Daher ist gerade für sie zusätzlich noch zu einer Chemo- und Serotherapie zu raten [Hellner H (1941) Das Friedrichsche Experiment unter erschwerten Bedingungen. Arch. klin. Chirurgie 201, S. 507–636].

[15]Schreus H T (1942) Bemerkungen zu den Arbeiten von Kirschner über „Die Chemotherapie chirurgischer Infektionskrankheiten" sowie von Zenker und Kiffner über „Experimentelle Untersuchungen zur Chemotherapie von Wundinfektionen" und Kirschner M, Zenker R, Kiffner R (1942) Erwiderung. Der Chirurg 14, S. 176–181.

[16]Schreus H T (1943) Felderfahrungen über die Anaerobenwundinfektion insbesondere mit Globucid nebst Bemerkungen zur Chemoprophylaxe. Dtsch. Med. Wochenschr. 69, S 73–76, 101–104, hier S. 102.

Standpunkt des praktisch mit dieser Therapie vertrauten Chirurgen widerlegt. In der Auseinandersetzung mit Schreus verlässt Kirschner den Boden sachlicher Diskussionen... [17]

Der im Grunde nicht zu überbrückende Gegensatz von Friedens- und Kriegschirurgie, die dadurch ausgezeichnet ist, eine massenhafte Zahl an Verwundeten unter prekären Bedingungen versorgen zu müssen, wird versucht auszugleichen. *Das chirurgische Vorgehen erfährt in keiner Weise* [im Vergleich zur Friedenschirurgie, DS] *eine Veränderung:*[18] Für die eine Sulfonamidbehandlung befürwortenden Chirurgen, indem betont wird, dass auch unter Zeitdruck sorgfältig chirurgisch gehandelt wird; für die skeptischen Chirurgen, indem der Primat der chirurgischen Wundausschneidung herausgestellt wird. Hatte Paul Bosse 1935 anlässlich des Reinsdorfer Sprengstoffunglückes sie für die Bewältigung von Massenunfällen zur Diskussion gestellt, so zitiert er 1942 die Schweizer Chirurgen Brunner und Schläpfer, die mit gutem Erfolg unter lokaler Sulfonamidbehandlung nur Schmutz und Nekrosen aus dem Wundgebiet entfernt und trotzdem primär vernäht hätten.[19] Abwartend fügen Bosse–Bosse–Jaeger an, dieses Vorgehen bedürfe ausgedehnter Nachprüfung und Diskussionen.

Aus der Kritik an Kirschner verdient dessen Vergleich von Jodoform mit Sulfonamiden Erwähnung. Er, Kirschner, halte das altbekannte Jodoform (ein Antiseptikum!) für wirkungsvoller als die Sulfonamide – allerdings warne er davor, dieses wegen Vergiftungsgefahr und üblem Geruch bei der chirurgischen Wundversorgung einzusetzen. Für das Jodoform gälten noch frühere Untersuchungen, die besagen, dass Jodoform gleichzeitig mit infektiöser Erde in die Wunden gebracht, bei primärem Verschluss der Wunden Tetanus und Gasbrand verhindern könne, so wird Kirschner zitiert. Und dann weiter Bosse–Bosse–Jaeger: *Es wird jedoch kein Mensch im Ernst glauben, dass diese Versuche beim Menschen zu wiederholen seien.* Doch genau dies wird bei den Menschenversuchen (Jodoform gegen Sulfonamid) im KZ Sachsenhausen 1942 geschehen, nachdem 1941 die beiden Kirschner-Schüler Zenker und Kiffner

---

[17]Domagk G (o. J.) Lebenserinnerungen (unveröffentlichtes Manuskript) [BAL (Bayer-Archiv-Leverkusen) 271–2. Wenn nicht anders angegeben, wird aus Bd. I zitiert.], S. 181. Im teilweise überlieferten Briefwechsel des berühmten Hamburger Bakteriologen Zeissler an Domagk finden sich oftmals spöttische Äußerungen zu den bakteriologischen Kenntnissen von Domagks Gegnern (BAL Domagk/Wehrmacht 2, 43–46).

[18]Bosse–Bosse–Jaeger [wie Anm. 1], S. 103. – Bloch, ein vorsichtig-abwägender Arzt, der zur schweizerischen Ärztemission in Smolensk gehört, fasst 1944 die Problematik der Wundausschneidung und der Sulfonamidbehandlung zusammen (Bloch H (1944) Die Frage der chemischen Wundbehandlung in der Kriegschirurgie. Allgemeine schweizerische Militärzeitung, 90 = 110, S. 620–625 [http://dx.doi.org/10.5169/seals-19053. Zugegriffen 18.12.15]). S. auch: Behrendt [wie Anm. 7], S. 179–183.

[19]Brunner W, Schäpfler E (1941) Die lokale Anwendung von Cibazol bei der Versorgung akzidenteller Wunden. Schweiz. Med. Wochenschr. 71, S. 213. Sie beenden ihren Artikel mit den Worten: *Auch ohne eigene Erfahrungen kann wohl kaum gezweifelt werden, dass diese Chemoprophylaxe für die Kriegschirurgie eine große Bedeutung hat* (kursiv i.O., DS). Die beiden Schweizer Chirurgen prüfen das Sulfonamid der Schweizer Firma Ciba AG.

tierexperimentell die Überlegenheit des Jodoforms Sulfonamiden gegenüber aufzeigen – es ist kaum zu glauben, dass diese wie die anderen bei dem Austausch unter den Wissenschaftlern unbemerkt bleiben.[20] *Es lässt sich nicht mit Sicherheit klären, ob und inwieweit* Schreus über die Ravensbrücker Humanexperimente durch seine ehemalige Assistenzärztin Herta Oberheuser (1911–1978), beteiligt als KZ-Ärztin an diesen Versuchen, informiert ist. Auf jeden Fall nimmt er an der Konferenz der Beratenden Ärzte in Berlin Ende Mai 43 in seiner Funktion als Beratender Dermatologe und Oberstarzt teil, auf der die Ergebnisse der Sulfonamid-Experimente im KZ Ravenbrück referiert werden.[21]

6.3 Paul Bosse und seine Familie im Nationalsozialismus

Für die Nationalsozialisten gilt Paul Bosse als „jüdisch versippt". Abb. 6.3 zeigt Paul und Käte Bosse mit der älteren Tochter Dorothee, die ihn als Ärztin bei dem Aufbau der Privatklinik im ersten Jahr unterstützt. Seine beiden Co-Autoren, sein Sohn Günther Bosse (1913–1999), dem die ärztliche Approbation von Ende 1938 bis wenige Tage vor Kriegsende versagt wird, und Karl-Heinz Jaeger (1908–1993), ehemaliger Assistenzarzt der Bosse-Klinik, gelten als „Halb"- bzw. „Vierteljuden". Dass ihr gemeinsames Sulfonamidbuch aus der auch in der NS-Zeit erfolgreichen Bosse-Klinik Anfang 1943 verlegt wird, verlangt eine Erklärung.

Schon 1935 hat Paul Bosse mit seiner Veröffentlichung „Kriegserfahrungen im Frieden" die Militärärzte ‚neugierig' gemacht, sodass er eine Einladung erhält, vor der Deutschen Militärärztlichen Gesellschaft einen Vortrag zu halten. Der Heeres-Sanitätsinspekteur Generalstabsarzt Waldmann schlägt ihn für ein Verdienstkreuz vor.[22] 1938 macht er erneut auf sich aufmerksam, indem er die Sulfonamidbehandlung auch für den *„Schützengraben"* empfiehlt. Auch als Mitglied

---

[20]Ebbinghaus A, Roth, K H (2001) Kriegswunden. Die kriegschirurgischen Experimente in den Konzentrationslagern und ihre Hintergründe. In: Ebbinghaus A, Dörner K (Hrsg): Vernichten und Heilen. Der Nürnberger Ärzteprozeß und seine Folgen. Aufbau, Berlin, S. 213. Zenker R, Kiffner R (1941) Der Chirurg, 13, S. 457–460. – So berichtet Domagk von einem Treffen mit SS-Sturmbannführer und Ordinarius Vonkennel im Herbst 1943: Bayer AG [Hrsg] (1995) Gerhard Domagk (1895–1964). (Gekürzte, DS) Lebenserinnerungen in Bildern und Texten. Köln, S. 45).

[21]Mergenthal F (1997) Die Klinik für Haut- und Geschlechtskrankheiten – und ein merkwürdiger Entnazifizierungsfall. In: Die Medizinische Akademie Düsseldorf im Nationalsozialismus. Klartext, Essen, S. 165–198, hier S. 194. Klee E (2015) Auschwitz, die NS-Medizin und ihre Opfer. Fischer, Frankfurt a. M., 6. Auflage, S. 202.

[22]Waldmann A Begleitschreiben vom 15.05.1936 zur Ordensverleihung.

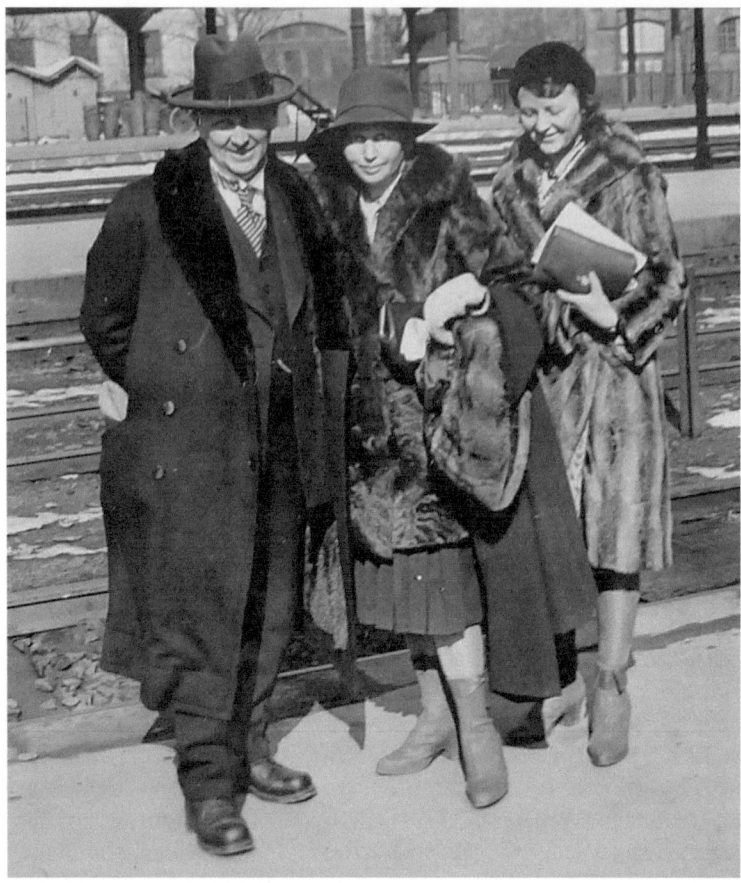

Abb. 6.3 Paul und Käte Bosse mit Tochter Dorothee in den frühen 1930ern (Privatarchiv)

der renommierten Berliner Chirurgischen Gesellschaft hat er Zugang zu einflussreichen Persönlichkeiten.[23]

Paul Bosse und seine Familie hatten schon ab 1933 unter den antisemitischen Maßnahmen zu leiden. Sein Schritt von den Löhrschen Lebertranverbänden zur lokalen Applikation von Sulfonamiden, von der Wundreinigung zur antibakteriellen Therapie, erscheint konsequent, doch dürften ihn dabei auch Gedanken unterstützen, dass er damit kriegswichtige Forschung betreibe, die ihn samt seiner Familie schützen könne. Er macht seine Beziehungen zur

---

[23]Einer seiner Paten, die ihm die Aufnahme in die Berliner Chirurgische Gesellschaft verschafften, ist August Bier, Nationalpreisträger 1937 und außerordentliches Mitglied des von Hitler eingesetzten wissenschaftlichen Senats für das Heeressanitätswesen.

6.3 Paul Bosse und seine Familie im Nationalsozialismus

Wehrmedizin in dem Sulfonamidbuch kenntlich.[24] Genauso ist die Sulfonamidforschung aus seiner Klinik zu verstehen. Durch kontinuierliche Veröffentlichungen zu diesem Thema seit 1936 erarbeiten sie sich einen Ruf in der wissenschaftlichen Welt und werden so für die Befürworter der Sulfonamidbehandlung, aber noch mehr für die Wehrmacht, der an einer praktikablen Lösung des Problems der Kriegswunden gelegen ist, zu wichtigen Ansprechpartnern.

Es gibt in Wittenberg – die Privatklinik liegt in der Nachbarstraße des Paul-Gerhardt-Stiftes – eine Legende bis auf den heutigen Tag, die für den Erfolg der Privatklinik und für den Schutz der Familie Bosse eine Zusage Hitlers verantwortlich macht. Dieser habe, vom Chefarzt Paul Bosse begleitet, die Verletzten des Reinsdorfer Sprengstoffunglücks im Paul-Gerhardt-Stift besucht und der Familie Bosse Schutz in Aussicht gestellt, von einem „Schutzbrief" wird geredet – eine nachweislich falsche Zuschreibung.[25] In dieser Erzählung wird die ‚überraschende' Gründung und der unerwartete Erfolg der Privatklinik der Gunst Hitlers zugeschrieben.[26] Eine Funktion der Legende ist es, Paul Bosse in die Nähe der Nationalsozialisten zu rücken – ihn von einem Opfer zu einem Privilegierten zu machen. Der wahre Kern ist, dass es einen Schutz gegeben haben dürfte, dass dieser aber nicht oder weniger eine Folge des Reinsdorfer Unglücks von 1935 ist, sondern dieser der kriegswichtigen Forschung aus der Bosse-Klinik, seinen wehrmedizinischen und zahlreichen Kontakten in der Sulfonamidforschung zu verdanken ist. Der Schutz ist bis Frühjahr 1944 stark genug, um lokal organisierte Verfolgungsmaßnahmen, wenn nicht zu verhindern, so doch abzuschwächen. Es gibt ein Schreiben Paul Bosses an den Reichsgesundheitsführer Conti vom Mai 1944, in dem einerseits Paul Bosse darauf abhebt, er sei mehrfach von Hitler geehrt worden, andererseits spricht er davon, dass Hitler in einem Führerbefehl vom 18.04.1942 der Familie eine Sonderstellung eingeräumt habe und für den ebenfalls in der Sulfonamidforschung tätigen Sohn Günther die erneute Einberufung in die Wehrmacht als „Halbjude" mit Aussicht auf Beförderung

---

[24]Bosse–Bosse–Jaeger [wie Anm. 1], S. 100. Seine Eingebundenheit in die wissenschaftliche Community, z. B. der jahrelange Austausch mit Gerhard Domagk, mögen ihn in Sicherheit wegen der kriegswichtigen Forschung vor lebensbedrohenden Verfolgungen gewähnt haben.

[25]Stummeyer [wie Anm. 3], S. 117–125.

[26]ZB Böhmer W (1983) Das Krankenhaus Paul-Gerhardt-Stift im Wandel der Zeiten. In: Gierra P (Hrsg) Impulse zur Diakonie in der Lutherstadt Wittenberg, S. 40–104, Evangelische Verlagsanstalt, Berlin. Zuletzt noch in: Eine Geschichte kehrt zurück. In: Mitteldeutsche Zeitung, Ausgabe Lutherstadt Wittenberg, 18.06.2015. Bräutigam H (2017) (Heilen und Unheil. Geschichte des Paul-Gerhardt-Stifts zwischen 1918 und 1945. Drei Kastanien-Verlag, Wittenberg) und Grabbe H J (2019) (Verleumdet, verfolgt, vertrieben: Der Wittenberger Arzt Paul Bosse und seine Familie 1900–1949. Mitteldeutscher Verlag, Halle) betreiben in ihrem jeweiligen Buch eine hoch ambivalente Rehabilitierung Paul Bosses und gleichzeitig eine Rechtfertigung des Handelns von Paul-Gerhardt-Stiftung und der Stadt Wittenberg im Nationalsozialismus. Das absichtsvolle Enden ihrer Untersuchung kurz nach Kriegsende erfasst nicht den in der DDR gepflegten und geduldeten und den in das vereinigte Deutschland hinüber ‚geretteten' Antisemitismus um Paul Bosse und seine Klinik, die bis 1996 besteht: Durch ihre Begrenzung verfestigen beide Autoren den weiterhin bestehenden Antisemitismus um seine Person.

angeordnet und seine „Arisierung" bei Bewährung nach dem Krieg in Aussicht gestellt habe.[27] Diese „Privilegierung" kann den Erfolg der Bosse-Klinik bis zum 20.07.1944 erklären. Allerdings bleibt sie immer prekär, abhängig von der Machtbalance zwischen zentralen und lokalen Behörden, zwischen Wehrmacht und Partei/SS, vom Ausmaß allgemeiner Judenverfolgung. Deutlich wird dies, als Ende 1943/Anfang 1944 auch „Juden" aus „privilegierten Mischehen" (ein Euphemismus im Jargon der Nationalsozialisten) und „jüdisch Versippte" zunehmend Opfer der staatlichen Judenverfolgung werden. Steiner und Cornberg bezeichnen die Ausnahmeregelungen von den Nürnberger Gesetzen, wie sie jener Führererlass vom 18.04.42 darstellt, als *Willkür in der Willkür.*

In einem Brief vom 01.07.1944 an Domagk, drei Wochen vor seiner Verhaftung, beklagt sich Paul Bosse darüber, dass ihm als *Nichtarier... d. h. also Jude* durch eine Stellungnahme des Reichspropagandaministers an den Verlag weiterhin ein wissenschaftliches Publizieren verboten sei; somit sei auch eine veränderte, geplante Neuauflage des Sulfonamidbuches nicht möglich, in die das neuere Schrifttum und die *sehr reichen Kriegserfahrungen* seines Sohnes [Arbeit in einem Lazarett bei Eisleben, DS] einfließen würden. Die Begründung sei so absurd, denn er sei vom Führer *in so hervorragender Weise – was bekannt ist* ausgezeichnet worden [Ordensverleihung 1936, DS]. Ärztekammer und Gauleiter [Eggeling (1884–1945), DS] würden das Schreiben an den Reichsgesundheitsführer [Conti (1900–1945), DS] unterstützen, in dem es um die Rücknahme des Verbots geht. Zum Schluss, nachdem er vorher herbeigesehnt hatte, dass Domagk *mit der Faust auf den Tisch* schlage, um bestehende Widerstände gegen die Sulfonamidbehandlung bei verwundeten Soldaten zu beseitigen: *Sprechen Sie einmal mit dem Reichsgesundheitsführer oder ... mit der Reichsschrifttumskammer. Ich glaube ein Wort von Ihnen erreicht mehr als jahrelanges Schreiben von mir.* Bereits am 04.05.1944 hatte er Domagk in einem längeren Brief gebeten, mit *Dr. Conti oder Prof. Brandt* in gleicher Angelegenheit zu sprechen.[28]

Irrtümlich, es handele sich um eine Dissertation, hatte die Reichsschrifttumskammer in einem Schreiben vom 04.04.42 die Publikation der Monografie genehmigt. Am 23.04.43 – das Sulfonamidbuch ist gerade erschienen – ergeht ein Schreiben, in dem Paul Bosse wegen seiner *volljüdischen* Frau jede schriftstellerische Tätigkeit verboten wird, wogegen er Beschwerde am 09.05.43 einlegt. Das Verbot wird am 03.12.44 zurückgenommen, was ihm Ende Januar 45 mitgeteilt wird.[29]

Bleibt die Familie Bosse von dem reichsweit angeordneten Arbeitseinsatz von „Juden" aus „privilegierten Mischehen" und im Frühjahr 1944 vom drohenden

---

[27]BAL 316/2.81. Brief Bosse an Conti vom 25.05.44 (Abschrift).

[28]BAL 316/2.81, Brief Bosse an Domagk vom 01.07.44.

[29]Bosse P, Maier G (1945) Chronologische Darstellung der Verfolgung der Familie Bosse in Lutherstadt Wittenberg durch NSDAP und Gestapo während der Jahre 1933/1945. Maschinenschrift, Bad Wimpfen, S. 4 und BA R 9361V, Bosse, Paul.

6.3 Paul Bosse und seine Familie im Nationalsozialismus

Einzug zur Organisation Todt in letzter Minute verschont,[30] so gibt doch der Verfolgungsbericht, der von den *brutalsten Beleidigungen in der Öffentlichkeit* redet, den zunehmenden lokalen Verfolgungsdruck wieder.[31] Das Attentat auf Hitler gibt den Vorwand, die Familie – bis auf Günther Bosse – am 21.07.1944 zu verhaften. Über eine Kriminalisierung wird die „Mischehe" ent ‚privilegiert' und die „Privilegierung" durch den Führererlass zurückgenommen. Paul Bosse wird nach einer zweimonatigen Gefängnishaft in die OT (Organisation Todt) zwangsverpflichtet und seine Frau nach dreimonatiger Gefängnishaft in Halle im KZ Ravensbrück ermordet.[32] Erst ab dem 15.01.1945 gibt es den reichsweiten, von dem RSHA ausgegebenen Befehl zur Deportation von „Juden" aus „privilegierten Mischehen", der erst im Februar und dann auch nur unvollständig umgesetzt werden kann – weshalb in vergleichbarer Situation lebende Wittenberger ausnahmslos überleben.[33] Die Privatklinik Dr. Bosse, die von 1936 an von den lokalen Nazis bekämpft wird, wird am 25.07.1944 beschlagnahmt und in das Paul-Gerhardt-Stift eingegliedert, dessen Chefarzt er gewesen war. Paul Bosse sieht eine lokale Aktion, unter dem Deckmantel der reichsweiten Aktion nach dem 20.07.1944, verantwortlich für Verhaftung der Familie, Überführung seiner Frau ins KZ Ravensbrück als *politische Gefangene* und ihre dortige Ermordung sowie für die Beschlagnahme der Privatklinik.

Günther Bosse wird im Sommer 1940 wehrdienstuntauglich mit der Versehrtenstufe III aus der Wehrmacht entlassen. Erneut wird er im Herbst 1942, obwohl „Halbjude", zur Wehrmacht *auf Führerbefehl* und mit Beförderungsaussicht in eine Sanitätsstaffel eingezogen. Ab November 1943 arbeitet er in einem Krankenhaus der Wehrmacht wie ein Medizinalpraktikant; im Gegensatz hierzu hatte er seine Medizinalpraktikantenzeit 1938 nur an einem katholischen Krankenhaus und in der väterlichen Klinik ableisten können. Im November 1944 wird er – auf Betreiben der Gestapo – aus der Wehrmacht entlassen, um kurz danach verhaftet werden zu können. Über das Gestapogefängnis Halle kommt er ins Arbeits- und Erziehungslager Zöschen, in dem sich sein Bruder seit September 1944 befindet.[34]

Am 16.10.1944 – 6 Wochen vor der Rücknahme des Publikationsverbotes – teilt Paul Bosse, nunmehr als einfacher Chirurg dienstverpflichtet zur OT, Domagk in einem Feldpostbrief mit, Gelegenheit zu haben, *die mir noch fehlenden Erfahrungen mit SA. [Sulfonamiden] an Schwerstverletzten für die 2. Auflage unseres Buches* zu sammeln und bittet um Zusendung von Sulfonamiden, mit

---

[30]Gruner W (1997) Der Geschlossene Arbeitseinsatz deutscher Juden, Metropol, Berlin, S. 321–326 und 328.
[31]Bosse/Maier [wie Anm. 29]. In der Wittenberger Chronik der in der Bosse-Klinik arbeitenden Marienschwestern finden sich eindrucksvolle Beschreibungen dieser Geschehnisse (S. 142, 148). Zum Dank für ihren Beistand wollte Paul Bosse ein Schönstatt-Heiligtum in Wittenberg stiften.
[32]Ebd., S. 4–5. Offizielles Todesdatum: 16.12.1944.
[33]Kabus R (2012) Juden der Lutherstadt Wittenberg im III. Reich, BoD, Norderstedt, S. 176–179.
[34]Bosse/Maier [wie Anm. 29], S. 6 und Bosse G: Erinnerungsalbum, o. J.

Zustimmung des Chefarztes und der Gruppenärzte – mehr kann er wohl nicht über die veränderte Situation mitteilen. Diese Briefe vom 1.7. und 16.10.44 sind ein Beleg dafür, dass Domagk auch bei ausgewiesenen Nationalsozialisten Einfluss zugetraut wird, er aber andererseits ohne Berührungsängste einem „jüdisch Versippten" gegenüber ist. Zu diesem Zeitpunkt – 16.10.44 – ist Käte Bosse seit 11 Wochen im Gestapogefängnis Halle und Paul Bosse nach seiner mehr als achtwöchigen Gestapohaft in Wittenberg zwangsverpflichtet bei der Organisation Todt in ein Lazarett in Harz-Nähe. Diese Veränderung hat Domagk auffallen müssen.[35]

In einem Feldpostbrief vom 15.11.44 schreibt Paul Bosse an seine Tochter Dorothee:

> *Meine liebe Dolly!*
> *Wie ich Deinem Mann schon kurz schrieb, sind meine Tage, vielleicht Stunden hier gezählt. Man hat wieder mit der alten Lüge gearbeitet, ich sei Halbjude und deshalb dürfte ich nicht bleiben. Wie oft habe ich schon meinen rein arischen Nachweis erbracht: Aber was nicht sein kann, was nicht sein darf. Ich habe meinen Koffer gepackt und muss nun diesen Flecken Erde, wo ich mich grad in seiner Einsamkeit und völligen Abgeschlossenheit so beruhigt gefühlt habe, wieder verlassen. Verlassen ein schönes Arbeitsfeld, wo ich Aufbauarbeit im besten Sinne des Wortes betreiben durfte, grade jetzt, wo Alles zu laufen anfängt. Ob wir uns überhaupt noch einmal wiedersehen werden? Ich will Dir das Herz nicht schwer machen, meine Große, Du hast auch viel Leid zu ertragen. Aber wenn mich die Verzweiflung packt, dann sollt Ihr nicht schlecht denken von mir. Nehmt Euch nur Alles, was Ihr gebrauchen könnt und gebt auch Knubben und Günther [Sohn und Schwiegertochter, DS]. Oma [Käte] und ich, wir brauchen nichts mehr. Ich will versuchen durchzuhalten, hoffentlich kann ich es. Warte meine neue Anschrift ab. Grüße Deinen Mann und Deine Kinder. Tippen [ältester Enkel, DS] gib beiliegenden Brief.*
> *In Liebe*
> *Dein Vater*

In seinem Verfolgungsbericht schreibt er, seine erneute Weigerung, sich von seiner Frau scheiden zu lassen, wird von der Gestapo mit der Degradierung zu noch niedrigerer medizinischen Tätigkeit beantwortet.[36]

6.4 Kein Schutz für die Familie Bosse

Für ein lokales Interesse, Paul Bosse und seine Familie und damit die Privatklinik zu *beseitigen*, gibt es Belege.[37] Der Bestand und Erfolg der Privatklinik lässt sich kaum mit dem ‚Schutz', den eine „privilegierte Mischehe" bietet, erklären; vor allem, weil dieser ‚Schutz' nicht mehr besteht, obschon für sog. „Judengatten" aus „privilegierten Mischehen" noch das Deportationsverbot gilt. Paul Bosses Ansehen, das in der „Privilegierung" (Führererlass) zum Ausdruck kommt, und

---

[35]BAL 316/4.21. Brief Bosse an Domagk vom 16.10.44.
[36]Bosse/Maier [wie Anm. 29], S. 5.
[37]Dieser Ausdruck wird Mitte 1935 benutzt, um die Absichten lokaler Nationalsozialisten seit 1933 zu beschreiben (Stummeyer [wie Anm. 3], S. 116).

6.4 Kein Schutz für die Familie Bosse

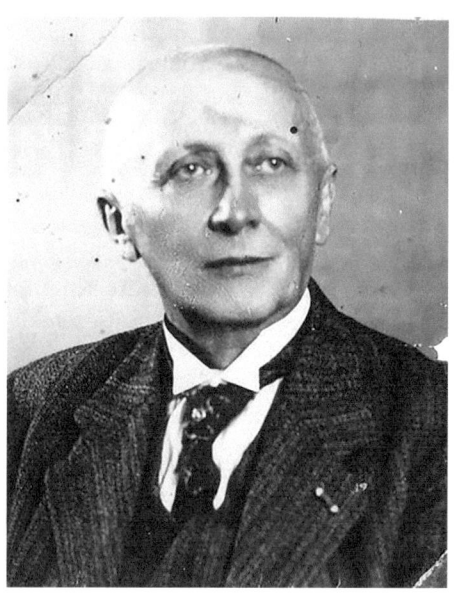

Abb. 6.4 Paul Bosse um 1944 (Privatarchiv)

die „privilegierte Mischehe" bewahren vor den Exzessen nationalsozialistischer Verfolgung und mindern die Stärke lokaler Verfolgung bis Juli 1944. Fast lässt sich vermuten, dass hierdurch der Neid und der Vernichtungswunsch angestachelt wird. Abb. 6.4 zeigt Paul Bosse im letzten Kriegsjahr. Sein Sohn und Mitautor wird durch die erneute Aufnahme in die Wehrmacht aus dem lokalen Blickfeld genommen.[38] Dass dies nur bis November 1944 gelingt, liegt an der zunehmenden Verfolgung bisher „Privilegierter" bzw. an der Machtverschiebung hin zur SS. Nach dem Krieg betont Paul Bosse immer wieder fassungslos, der fest bis dahin seinen Kontakten vertraut, dass sie *ohne Angabe von Gründen* verhaftet worden seien.[39] Nach seinen Erfahrungen in der gesamten NS-Zeit ist es kaum möglich, diesen Satz mit dem dazugehörigen Affekt nur wörtlich zu nehmen.

Die Fassungslosigkeit scheint nur schwer das Entsetzen über die nachlassende Wirkung seiner Beziehungen zu verbergen. Auf jeden Fall ist das Sulfonamidbuch

---

[38]In einem Brief vom 16.11.1988 schreibt seine ältere Schwester: *Die albernen Begründungen* [für die Entlassung aus der Wehrmacht Nov. 1944 und die anschließende Verhaftung, DS] *waren bei Günther Wiedereinschleichung in die Wehrmacht (Oberlindober hatte ihn selbst als tüchtigen Arzt und Schriftsteller in die Wehrmacht geholt).* Hanns Oberlindober (1896–1949), „Reichskriegsopferführer" ist Leiter der NSKOV (NS-Kriegsopferversorgung) und des NSDAP-Hauptamtes für Kriegsopfer. In dieser Funktion ist sein Amt auch *für die persönliche und materielle Betreuung der Verwundeten* [Günther Bosse hatte die Versehrtenstufe III, DS] *und Hinterbliebenen der nationalsozialistischen Wehrmacht verantwortlich* (aus einem Geleitwort für einen Taschenkalender des Jahres 1941 [http://forum.axishistory.com/viewtopic.php?t=138063. Zugegriffen 28.02.16]).
[39]ZB Bosse/Maier [wie Anm. 29], S. 4.

Bosse–Bosse–Jaeger nicht der erhoffte Schutz geworden und in Vergessenheit geraten.[40] Paul Bosse sammelt noch bis kurz nach Kriegsende für eine Neuauflage seines Buches Literatur. In Schönfeld/Kimmig[41] wird gar eine 2. Auflage erwähnt. Doch lassen seine öffentlichen Aktivitäten und die Instandsetzung und Neueröffnung seiner Klinik ihn nicht an die Fortführung seiner Arbeit an einer Neuauflage des Sulfonamidbuches denken. Er stirbt kurz vor seinem 66. Geburtstag 1947 – er verwindet nicht den Verlust seiner Frau, die in Wittenberg als „Jüdin" in einer „privilegierten Mischehe" ein einzigartiges Schicksal erlitten hatte.

Domagk erinnert in seinen Lebenserinnerungen einmal Paul Bosse namentlich. Es ist die Zeit von Domagks Sulfonamidforschung 1941, als er von einflussreicher chirurgischer Seite angefeindet wird. Ihre *Ausführungen* [werden, DS] *später auch vom Standpunkt des praktisch mit dieser Therapie vertrauten Chirurgen widerlegt.* Domagk redet vom Sulfonamidbuch Bosse–Bosse–Jaeger.[42]

---

[40]In dem Schreiben vom 01.08.1944 an die Kanzlei des Führers der NSDAP (Privatarchiv DS) gibt der Schwiegersohn von Paul Bosse Gründe für die Verhaftung der Familie an. *Die nichtarische Abkunft meiner Schwiegermutter* nennt er und weiter ... *daß mein Schwiegervater als einziger Frauenarzt des Kreises W. und wegen seiner wissenschaftlichen Arbeit durch Eingreifen der Reichsärztekammer ... zurückgestellt wurde, hat vermutlich die an der Entfernung des Dr. Bosse aus seiner Berufstätigkeit interessierten Personen auch verärgert.*
Auch dem Schreiben der Ärztekammer der Provinz Sachsen vom 25.02.1946 (Privatarchiv DS) meint man das Wissen um die Bedeutung der wissenschaftlichen Arbeit entnehmen zu können. Nach der anfänglichen Würdigung des Sulfonamidbuches wird am Schluss von dem *Interesse der deutschen ärztlichen Wissenschaft* gesprochen, dass *ein solches Institut* [Privatklinik Dr. Bosse, DS] *unter der bewährten Leitung von Dr. Bosse wieder arbeitet ...*
[41]Schönfeld W, Kimmig J (1948) Sulfonamide und Penicilline. Enke, Stuttgart, S. 14, sprechen von einer Neuauflage 1946.
[42]Domagk [wie Anm. 17], S. 181.

Kapitel 7
Domagks Geheimnis

Inhaltsverzeichnis

7.1	Historisches	79
7.2	Conteben	85
7.3	INH (Isonicotinsäurehydrazid)	92
7.4	Fälschungen	97
7.5	Zusammenfassung	101
7.6	Ausklang	105

Auch wenn die Thiosemicarbazone, deren antituberkulöse Wirksamkeit Domagk entdeckt hat, nicht zu den Sulfonamiden gehören, so sind sie ‚gedanklich' von ihnen abgeleitet und werden deshalb in dieser Arbeit behandelt. Das erste, als tuberkulostatisch wirksam bekannte Thiosemicarbazon wird Ende 1941 synthetisiert. Wie daraus das spätere Medikament „Conteben" als weniger toxisches Präparat in den folgenden Jahren weiterentwickelt, geprüft und klinisch getestet wird, ist bis heute widersprüchlich beschrieben und geheimnisvoll in seinen Auswirkungen. Auch das Bayer-Archiv schweigt hierzu; ebenso wenig geben Domagks Erinnerungen darüber Auskunft. Letztlich geht es um die angemessene Würdigung Domagks als Tuberkuloseforscher nach über einem halben Jahrhundert.

7.1 Historisches

Domagk beginnt 1950 sein ‚Thiosemikarbazonbuch' mit den Worten:

Seit der Entdeckung des Tuberkelbazillus durch Robert Koch ist die Hoffnung auf die Auffindung einer wirksamen Serum- oder Chemotherapie der Tuberkulose nicht aufgegeben worden. Alle bisherigen Versuche haben jedoch enttäuscht. Erst in der allerletzten Zeit sind einige experimentell exakt begründete Unterlagen geschaffen worden, die uns vielleicht gestatten werden, in analoger Weise wie gegenüber anderen bakteriellen Infektionen auch gegenüber der Tuberkulose eine kausale Therapie aufzubauen.

Er meint die Thiosemicarbazone, das Streptomycin und die p-Aminosalicylsäure (in dieser Reihenfolge). Liegt hinter seinen vorsichtig hoffnungsvollen Worten eine Frage verborgen, wem die Ehre für die Einführung des ersten wirksamen Tuberkulostatikums gebühre?[1]

Ein halbes Jahrhundert später wird Domagk von seinem bisher einzigen Biografen Grundmann *der erste Sieger über die Infektionskrankheiten* genannt – nicht nur wegen seiner Entdeckung der Sulfonamide, die vielen bakteriell ausgelösten Krankheiten ihren Schrecken nimmt.[2] Zu Domagks Leidwesen widersteht die Tuberkelbakterie mit ihrer wachsartigen, sie umgebenden Zellwand und damit die Tuberkulose weitgehend allen Versuchen, sie mit Sulfonamiden zu bekämpfen. Ebenso sollten auch die bis dahin üblichen Antibiotika ohne Wirkung bleiben.[3] Trotzdem würde Domagk seinem Biografen mit dessen Charakterisierung, nämlich *der erste Sieger über die Infektionskrankheiten* zu sein, nicht widersprochen haben – oder vielleicht doch.

Domagks Erfahrungen aus dem I. Weltkrieg lassen ihn hellsichtig 1940 die Wiederaufnahme der bei I.G. Farben/Bayer inzwischen eingestellten Tuberkuloseforschung fordern.[4] Bis 1941 zeigen lediglich zwei Sulfonamidabkömmlinge, Sulfathiazol- und Sulfathiodiazolderivate, bei routinemäßig durchgeführter Prüfung eine tuberkulostatische Wirksamkeit.[5]

Doch bereits Ende 1941 kommt es dank der Arbeitsgruppe um Domagk zum ersten Vertreter einer neuen, den Thiosemicarbazonen zugehörigen Stoffgruppe.[6]

---

[1]Domagk G et al. (1950) Chemotherapie der Tuberkulose mit den Thiosemikarbazonen. Thieme, Stuttgart, S. III. Diese Frage wird von späteren, Domagk sehr verbundenen Autoren aufgeworfen werden.

[2]Grundmann E (2001) Gerhard Domagk – Der erste Sieger über die Infektionskrankheiten. LIT, Münster.

[3]Fox H (1952) The Chemical Approach to the Control of Tuberculosis. Science 116, S. 129–134. Fox referiert zu Beginn seines Artikels den damaligen Wissensstand in knapper Form.

[4]Päuser S (2012) Isoniazid (Rimifon): erstes Spezifikum gegen Tuberkulose. In: Lebensretter für Millionen, Roche, Basel, S. 25.

[5]Aus der Thiazolreihe wird das von Bayer in Lizenz hergestellte Sulfathiazol (Eleudron, chemisch identisch mit Cibazol von Ciba, Basel) ab 1946 mit einem Tuberkulostatikum (Tb I/698) zusammen getestet; dieses, Tb I, ist aus der Thiodiazolreihe durch Ringaufspaltung entstanden. Chemisch ist das Thiosemicarbazon ein Zwischenprodukt auf dem Weg zum Sulfathiodiazol. Globucid von Schering, von Vonkennel und Kimmig 1941 synthetisiert, ist der bedeutendste Vertreter dieser Sulfathiodiazole. Nach Steigleder (1977) haben Vonkennel und Lembke 1941 als erste die tuberkulostatische Wirksamkeit der Thiodiazole entdeckt (Der Hautarzt, Supplementum II 28, S. XVII).

[6]Dies ist eine spätere Sicht. Tatsächlich wird das Zwischenprodukt Benzaldehydthiosemicarbazon als Vorstufe des 2-Amino-4-phenyl-thiodiazol Domagk zur Prüfung übergeben (Domagk [wie Anm. 19, S 163). Zum Zeitpunkt: Behnisch R (1986) Die Geschichte der Sulfonamidforschung. MPS, Mainz, S. 63. Derselbe Behnisch, fast 40 Jahre früher, vermeidet in seinem Vortrag 1947 (Behnisch R et al. (1948) Neue schwefel-haltige Chemotherapeutika. Angew. Chemie 60,

7.1 Historisches

Grund dafür waren deren Überlegungen, dass das wirksame Prinzip der tuberkulostatischen Wirkung in der Anordnung der Atome der heterozyklischen Konfiguration liege. Ebendiese müsse auch bei einer kettenförmigen Struktur der gleichen Atomanordnung gegeben sei.

Weitere umfangreiche Experimente führen 1943[7] zu einem Thiosemicarbazon, P 698, später Tb I bzw. Conteben genannt. Laut Domagk ist es das erste synthetisch hergestellte, tuberkulostatisch wirksame Arzneimittel, das in den ersten Nachkriegsjahren klinisch erprobt wird. Juni 1947 erscheint die erste Publikation zu dieser neuen *gegen Tuberkelbazillen in vitro wirksamen* Stoffklasse.

Darin machen die Autoren abschließend darauf aufmerksam, dass *Folgerungen für die klinische Anwendung ... mit größter Vorsicht zu ziehen* sind. Sie vermuten, dass ein therapeutischer Effekt am ehesten *bei äußerlich zugänglichen Infektionen (wie Hauttuberkulose) zu erwarten* sei; die Aussichten für eine breite klinische Anwendung beurteilt Domagk 1946/47 in dieser Publikation sehr skeptisch.[8] Für ihn bleibt 1947 das Jahr der ersten Heilung einer Tuberkulose. Noch 1963 bestätigt er diese Sicht des zeitlichen Ablaufs in einem Vortrag.[9]

Eine andere Version von der Entwicklungsgeschichte des Tb I vertritt der ehemalige ärztliche Direktor der Lupusheilstätte Hornheide/Münster Hundeiker. Nach ihm wird Tb I 1942 synthetisiert und in vitro und in vivo getestet. Klinische Versuche werden unter Domagks Aufsicht in Hornheide gestartet und werden über Kriegsende fortgeführt.[10] Bis dahin ist diese Sichtweise durchaus glaubwürdig.

Ausgabe A, S. 113–115) jeden zeitlichen Bezug. Dass die Synthese des ersten tuberkulostatischen Thiosemicarbazons 6 Jahre zurückliegt, findet hierbei keine Erwähnung. – Im Jahresbericht 1943 Domagks im Gegensatz zu seinen Erinnerungen findet dieses Präparat hier als N 138 = Be 1116 als besonders wirksam, geliefert am 21.XI.1941 (Tuberkulose II., Bl. 1) Erwähnung.

[7]Kalkoff (1973) datiert im Gegensatz zu Domagk den Zeitpunkt auf 1942: Kalkoff K W Die ersten Tuberkuloseheilungen durch Conteben – 25 Jahre danach. Der Hautarzt, 24, S. 546–550, hier S. 547 und Domagk G (1952) Fortschritte der experimentellen Chemotherapie der Tuberkulose und Aussprache. In: Verhandlungen der Deutschen Gesellschaft für Innere Medizin. Springer, Heidelberg, S. 312–319, hier S. 340. Es ist nur ein tuberkulostatisches Thiosemicarbazon aus dem Jahr 1942 bislang bekannt (Be 1150 = O 258).

[8]Domagk G, Behnisch R, Mietzsch F, Schmidt H (1946) Über eine neue, gegen Tuberkelbazillen in vitro wirksame Verbindungsklasse. Naturwissenschaften 33, S. 315 (erschienen Juni 1947). Erwähnt werden zu Beginn dieser Arbeit Forschungen in den angelsächsischen Ländern und in Frankreich im Kampf gegen die Tuberkulose. Das spätere Conteben (P 698) ist ununterscheidbar aufgeführt in einer Reihe von Thiosemicarbazonen, patentiert von Okt. 1943 bis Dez. 1944. Bezug genommen wird in dieser Arbeit nicht auf in-vitro-, geschweige denn auf in-vivo-Versuche während des Krieges.

[9]Domagk G (1963) Methoden und Verantwortung der Arzneimittelforschung und ihre Grenzen. Pharmazeutische Zeitung 108, S. 1360–1365, hier S. 1362.

[10]Hundeiker M (2014) Gerhard Domagk (1895–1964) und die ersten Medikamente gegen Tuberkulose. Pneumologie 68, S. 394–396 und ders. (2014) Ein spannendes Kapitel der neueren Medizingeschichte: Gerhard Domagk und der Kampf gegen die Tuberkulose. Lymphologie in Forschung und Praxis, 18, S. 78–80. Beide Arbeiten verlegen den Beginn der klinischen Prüfung in die Kriegszeit, ohne ein genaues Jahr zu nennen.

Er fährt fort, Tb I werde *versteckt* vor den Alliierten, die Berichte über die Weiterentwicklung von Tb I beschlagnahmen und nicht zurückgeben.[11] Hundeiker (2010) über den weiteren Fortgang: ... *Up to 1946, cases of cure were documented there; these were reproduced under scientific conditions and published as soon as Germany's scientific journals were able to resume publication – for example, in 1947 in Dermatologische Wochenschrift.*[12] Warum kann darüber, auch nach langer Zeit, nicht offen gesprochen werden?

Auch in der aufgeführten Literatur legt sich Hundeiker nur soweit fest, als er die letzten Kriegsjahre als Zeit der ersten klinischen Prüfung angibt. Wenn es nur der nicht genügende wissenschaftliche Standard wäre, wäre die ‚Heimlichtuerei' schwer verständlich. Walter Kikuth, Domagks Kollege bei Bayer und Leiter des Chemotherapeutischen Labors, spricht es 1943 ganz offen aus: *Danach* [bei Versuchstiermangel, hier allerdings Reisfinke, Kanarienvögel, Affen, DS] *ist die klinische Prüfung vorläufig als ein erweiterter Laborversuch anzusehen* (zit. nach Ludger Weß). Welche Haltung Domagk zu dieser Bemerkung Kikuths einnimmt, ist nicht bekannt. Er spricht an mehreren Stellen von größtem Versuchstiermangel. Kikuth selbst ist an den Menschenversuchen 1942 in der Heil- und Pflegeanstalt Arnsdorf/Sachsen beteiligt. Immerhin schlägt Domagk 1952 Kikuth (mit den Chemikern von Bayer Mietzsch und Mauß) für den Nobelpreis vor. Sehr viel drastischer und eindeutiger formuliert es 1944 Gutzeit, Ordinarius der Inneren Medizin in Breslau: ... *In Gießen habe ich Dohmen* [Stabsarzt der Heeressanitätsinspektion] *wieder einmal – ich weiß nicht zum wievielten Male – aus seiner tierexperimentellen Lethargie aufzurütteln versucht, damit wir endlich zur letzten Klärung kommen. Komisch, wie schwer der Schritt vom Tier zum Menschen ist ... Mit Erfolg.*[13]

---

[11]Schon 1952 haben amerikanische Rechtsanwälte von Hoffmann-La Roche die Bayer-Farbenwerke aufgefordert, solchen Gerüchten entgegenzutreten (Sabine Päuser, e-mail vom 07.05.2018).

[12]Hundeiker M (2010) Leserbrief: Historical Background, Dtsch. Arztebl. Int. 107, S. 435. Ähnlich: Ders. (1995), 50 Jahre Tuberkulostatika. Praxis: Z. ges. innere Medizin, 35, S. 210–211. In den Westfälischen Nachrichten (27.04.2010) wird berichtet, Hundeiker zitierend, von der erste(n) Heilung von Tuberkulose im Jahr 1943 (http://www.wn.de/Muenster/Stadtteile/Handorf/2010/04/Erste-Heilung-von-Tuberkulose. Zugegriffen 25.01.2018). Mittlerweile korrigiert die Klinik Hornheide dieses Datum und verlegt die erste Heilung auf 1946 (http://www.wn.de/Muenster/2014/05/1562508-Abteilung-in-Hornheide-in-Gefahr-Tumorforschung-vor-dem-Aus. Zugegriffen 12.05.2018). In einer Mail vom 03.05.2018 bestätigt Hundeiker *1943*. – Weß L (1993) Menschenrechte und Seuchenpolitik – Zwei unbekannte Kapitel der deutschen Tropenmedizin. 1999: Z. Sozgesch. 20./21 Jhdt, S. 10–50, hier S. 29 Anm. 76). Nobelpreisnominierung (https://www.nobelprize.org/nomination/archive/list.php. Zugegriffen 12.05.2018).

[13]Klee E (2015) Auschwitz, die NS-Medizin und ihre Opfer. Fischer, Frankfurt a. M., 6. Auflage, S. 262. – Brief von Gutzeit an seinen Oberarzt Wilhelm Fähndrich vom 23.8.1944. Gutzeit, ein Verfechter von Menschenversuchen (s. Kap. 4.2) ist vor seiner Berufung nach Breslau Ende 34 für 1½ Jahre Nachfolger des berühmten Internisten Georg Klemperer. Dessen *hatte*

7.1 Historisches

Zwischen den beiden Forschungslinien – der Erforschung des 4,4'-Diaminodiphenylsulfons (DDS, seit 1908 bekannt) mit seinen späteren Folgepräparaten (Promin, Diason, Promizol) durch amerikanische und englische Forscher und der nochmaligen in vivo und der (weiteren) klinischen Erprobung der Thiosemicarbazone aus Wuppertal-Elberfeld – fallen zeitlich die Entwicklungen des Streptomycins und der p-Aminosalicylsäure (PAS).[14] Mit der Isolierung des Streptomycins (Ergebnis der mikrobiologischen Forschung von Erdbodenkulturen) und seiner Anwendung als tuberkulostatisches Medikament bricht in den USA eine neue Phase der Behandlung Tuberkulöser an, trotz seiner Ototoxizität und seiner schon früh auftretenden Tendenz zur Bildung resistenter Bakterienstämme. Streptomycin ist in Deutschland während des Krieges nicht verfügbar und in den ersten Jahren danach nur in geringem Umfang. Das Thiosemicarbazon Tb I, das spätere Conteben, ist in den USA in den späten 1940er Jahren nicht verbreitet, da es der Behandlung mit Streptomycin als nicht überlegen angesehen wird. PAS (hervorgegangen aus einer *genialen Überlegung*[15]), das fast untoxisch, jedoch sehr viel

---

man sich ... Anfang 1933 entledigt, indem man seinen Vertrag nicht – wie üblich – über die Pensionsgrenze verlängert. 1934 übernimmt Gutzeit auch die Herausgeberschaft der „Therapie der Gegenwart" mit dem Programm: *(es ist die) Aufgabe der kommenden Zeit, die Erhaltung und Förderung gesunden Erbgutes unter Zurückdrängung kranker und rassefremder Erbanlagen wirksam zu unterstützen* [Pross C, Winau R [Hrsg](1984) nicht mißhandeln. Das Krankenhaus Moabit. Fröhlich & Kaufmann, Berlin, S. 119, 120, 198–200]. Nach einer Pause (davon 3 Jahre Internierungshaft) führt er – im Mai 1944 hochdekoriert – in den frühen 1950er Jahren diese Herausgeberschaft fort. Aus der Berliner-Zeit rührt seine Bekanntschaft mit dem SS-Arzt und späteren *Gesundheitsminister* SS-Brigadeführer Professor Teitge in *der Regierung Hans Frank im Generalgouvernement. In dessen Amtszeit fällt die Vernichtung Hunderttausender von Juden...* Zusammen geben sie, Gutzeit und Teitge, 1954 ein Lehrbuch über Gastroskopie heraus.

[14]Long E (1958) The Chemistry and Chemotherapy of Tuberculosis. Bailliere, Tindall and Cox, London, S. 289–291. – Loddenkemper R, Hauer B (2010) schreiben: *Impressive therapeutic outcomes were seen when streptomycin, the first anti-tuberculosis drug, was introduced in 1944.* (In: Drug Resistance Tuberculosis, Dtsch. Arztebl Int. 107, S. 10–19, hier S. 11). Diese Behauptung hat Hundeikers Leserbrief (s. Anm. 227) wohl provoziert. Er ist so formuliert, dass eine erste, weniger wissenschaftliche klinische Erprobung des *TB 1/698* zwischen 1941 und Kriegsende stattgefunden habe. In einer kommentierenden Anmerkung legt Hundeiker nahe, dass der Prioritätsstreit um *the first anti-tuberculosis drug* zugunsten des TB 1/698 zu entscheiden sei (e-mail vom 03.05.2018).

[15]Päuser [wie Anm. 4], hier S. 24. Ausgangspunkt ist eine Entdeckung von 1940 – die Atmung von Tuberkelbakterien betreffend –, dass der Zusatz von Benzoat oder Salicylat eine erhöhte Sauerstoffaufnahme der Tuberkelbakterien hervorruft. Mit dem Bayer-Produkt Aspirin, wie Grundmann [wie Anm. 2] nahelegen will (S. 117), hat dieses Phänomen nichts zu tun [Bernheim F (1941) The Effect of Various Substances on the Oxygen Uptake of the Tubercle Bacillus. J. Bacteriology 41, S. 387–395].

geringer tuberkulostatisch ist, wird fast ausschließlich kombiniert mit dem Streptomycin, das so in geringerer Dosis gegeben werden kann, dass dadurch auch eine frühe Resistenzbildung verzögert wird.[16,17]

Derivate des DDS werden als *erste echte Tuberkulosechemotherapeutika* bezeichnet. Sie werden 1937 von französischen Forschern am Pasteur Institute getestet. Sie können sich wegen der übergroßen Toxizität klinisch nicht durchsetzen. *Alle bisher sonst in der Literatur erwähnten Sulfonamide und Sulfone – außer den erwähnten Sulfathiazolen und den Sulfathiodiazolen – ... verdienen nach meinen Erfahrungen nicht die Aufmerksamkeit, die ihnen vielfach geschenkt worden ist,* so Domagk 1946/47. Über die übergroße Zahl von antituberkulösen Substanzen spottet Domagk 1948 (zu Recht): *Wenn man die verwirrende Fülle der Mittel sieht, die im Tierversuch eine Wirkung gehabt haben sollen, dürfte es in der Klinik längst keine Tuberkulose mehr geben.* Die Literatur bis 1950 auswertend, kommen A. Lemke und E. Krüger-Thiemer auf 900 *antituberkulöse Stoffe!*

Mit DDS werden 1943/44 Humanversuche im KZ Buchenwald als *Sulfonamid* auf Anregung Vonkennels durchgeführt. Zu dieser Zeit ist Kimmig sein Assistent. Nach dem Krieg ist Vonkennel ab 1950 in Köln, Kimmig nach seiner Habilitation in Heidelberg ab 1951 in Hamburg jeweils Dermatologie-Ordinarius.[18]

---

[16]Eine ausführliche historische Schilderung der Entwicklung tuberkulostatischer Medikamente findet sich in: Greenwood D (2008) Antimicrobial Drugs. Chronicle of the Twentieth Century Medical Triumph, Oxford University, Oxford, S. 145–208. – Der Prioritätsstreit, den der Entdecker der PAS, der schwedische Physiologe Jørgen Lehmann, aufwirft, wird von Kalkoff ([wie Anm. 7], hier S. 547, 548) in Text und Tabelle erwähnt. Die von Grundmann übernommene und veränderte Tabelle (Grundmann [wie Anm. 2], S. 120) ist Ausdruck von Grundmanns Dilemma: Er will Domagk zum ersten Sieger über die Infektionskrankheiten machen, andererseits nicht über die klinische Erprobung der Thiosemicarbazone im Nationalsozialismus reden. Dies führt in dem Buch zu einer Fülle von Täuschungen und antiamerikanischen Stereotypien. Die Diskussion darüber, inwieweit die unterschiedliche Bewertung des „amerikanischen" Streptomycins und des „deutschen" Contebens auch Folge der historischen Ereignisse von 1933–1945 sind, wird hier nicht geführt. – Wie sehr die Diskussion zu gänzlich unterschiedlichen Ergebnissen führen kann, zeigen Kimmig J, Meyer-Rohn J (1953) Untersuchungen zur Chemotherapie der Hauttuberkulose. Der Hautarzt 4, S. 24–31, hier S. 30 in ihrer Zusammenfassung: *…das Thiosemicarbazon des p-Aminoacetylbenzaldehyds* [d. i. Conteben, DS] *zeigt nur eine angedeutete Wirkung.* Sie erklären sich diesen Effekt zum Teil dadurch, dass sie bei ihren Versuchen andere Stämme verwandt hätten (S. 26).

[17]*Die britische Gesundheitsbehörde (UK Medical Research Council Tuberculosis Unit) veranlasste die ersten kontrollierten randomisierten Studien zur Behandlung der Tbc [1948, DS]. Dabei stellte sich schnell heraus, dass sich Resistenzen entwickeln, wenn nur eine wirksame Substanz zur Behandlung der Tbc eingesetzt wird. In den ersten sechs Monaten war Streptomycin deutlich wirksam (27 % der Patienten ohne Streptomycin starben vs. 7 % mit Streptomycin), aber nach fünf Jahren war die Letalität in beiden Gruppen nicht mehr unterschiedlich (58 % vs. 76 %), und bei fast allen Patienten waren die Erreger Streptomycin-resistent,* zitiert aus Arzneimittelbrief, 2014, S. 48, 57 (https://www.der-arzneimittelbrief.de/de/Artikel.aspx?J=2014&S=57. Zugegriffen 30.04.2018).

[18]Krüger-Thiemer E (1962) Sulfanilamide und verwandte Chemotherapeutika. In: Kimmig J [Hrsg] Handbuch der Haut- und Geschlechtskrankheiten, Ergänzungswerk V/1, Springer, Heidelberg, 960–1122, hier S. 1069. – Domagk [wie Anm. 29], S. 301. – Domagk [wie Anm. 19], S. 163). – Ergänzungsband zum 149. Band, Zentralbl. Bakteriologie, Parasitenkunde, Infektionskrankheiten und Hygiene, Jena 1952, hier S. 111–205. – Klee E [wie Anm. 13], S. 335.

7.2 Conteben

Das später Conteben genannte 4-Acetamido-benzaldehyd-thiosemicarbazon (generic name in USA: Amithiozone) aus der Gruppe der Thiosemicarbazone wird während des Kriegs nach unzähligen Versuchen mit Substanzen der gleichen Stoffgruppe synthetisiert. Domagk berichtet in seinen Erinnerungen im Gegensatz zum Gasbrandthema ausgesprochen wenig darüber, obwohl die Entwicklung der Thiosemicarbazone mit dem Conteben (P 698) nach den Sulfonamiden die zweite wissenschaftliche Großtat aus Elberfeld ist. Gerade die Beschreibung der Entwicklungsgeschichte der Thiosemicarbazone als Tuberkulostatika in Domagks Erinnerungen macht deutlich, wie wenig es sich hierbei um ein wirkliches Tagebuch handelt. Die lückenhafte Darstellung sticht hier besonders ins Auge: Der Text ist so verfasst worden, dass wichtige Ereignisse unerwähnt bleiben. Für den Januar 1944 erwähnt Domagk die Synthese eines Homologen des Conteben, des – in seiner Nomenklatur – Propionyl-aminobenzol-thiosemicarbacid, nachdem er für den August 1943 die Q-Reihe mit dem späteren Solvoteben (Q 54, seit 1948 Tb VI als gut wasserlösliches Präparat in Erprobung) anführt. Vorher, für Anfang August 1943, berichtet er zum ersten Mal über Tuberkulose-Versuche – genau in dem Zeitraum, in dem das spätere Conteben als P 698 in vitro getestet wird. Nicht dieses, nur andere Thiosemicarbazone erwähnt er, genauso wenig die früheren Versuche von 1941 und 1942 mit der Ausnahme einer Substanz, die im Juli 1942 synthetisiert wird (C 278 statt O 278).

Eine Besonderheit stellt Domagks Veröffentlichung in den FIAT-Bänden *(Field Information Agency Technical)* dar. Nach dem Krieg erscheinen insgesamt 88 Bände über *Naturforschung und Technik 1939–1946,* um über die deutsche Forschung während des Kriegs zu informieren. In einer Besprechung heißt es: *… Es lässt zugleich erkennen, daß sich die deutsche Wissenschaft während des Krieges größtenteils mit friedensmäßigen Aufgaben befassen konnte.* Das Vorwort zum Band 43 der FIAT Reviews, geschrieben Juni 1947, ist ein eindrücklicher Fall von Verdrängung und Verleugnung: In diesem Buch, in dessen Beiträgen auch von Präparaten die Rede ist, die sehr wahrscheinlich in Menschenversuchen in der Heil- und Pflegeanstalt Arnsdorf/Sachsen oder im KZ Auschwitz/Buchenwald ‚getestet' werden – ohne es zu erwähnen, schreibt der Herausgeber, *natürlich muß man dem Glück und dem Zufall auch „seine Chance" geben,* nachdem er zuvor von der gelingenden Zusammenarbeit von Mediziner und Chemiker geschrieben hatte. Gleichzeitig legen sie Zeugnis darüber ab, wie nahtlos der Übergang des „3. Reiches" in die Nachkriegszeit für die universitäre Medizin erfolgte: Von den 20 Autoren der medizinischen FIAT-Bücher waren 18 in das NS-System in unterschiedlicher Weise verstrickt.

Domagk, aber auch andere Autoren nehmen in späteren Arbeiten keinen inhaltlichen Bezug hierzu. Das ist insofern verwunderlich, als hier zum einzigen Mal über Versuche mit Thiosemicarbazonen (O 278, P 306/307/309/698/946, Q 242, R 874, S 483) während des Kriegs und mit zwei (wirkungslosen) Präparaten von Richard Kuhn berichtet wird. Letztere werden in einer Darmstädter Klinik getestet. Die hier vorgestellten tierexperimentellen Versuche finden von August 1943 bis Juni 1946 statt.[19,20]

Überblickt man die Literatur und Domagks Anfang der 1960er Jahre verfassten Erinnerungen zu diesem Thema, so muss man feststellen, dass alles dafür getan wird, genauere Angaben zur Entwicklung von Conteben zu vermeiden. Eine entsprechende Suche im Bayer-Archiv ergibt trotz Fehlens von Laborprotokollen – dank patentrechtlicher Auseinandersetzung unter den Chemikern – als Tag der Synthese von P 698 (Conteben) den 17.04.1943.[21] Liest man sein

---

[19]Domagk G (1948) Auswertung der Sulfonamide und verwandter Verbindungen am Tiertest. In: Schönhöfer F [Hrsg] (1948) FIAT Review, Naturforschung und Medizin in Deutschland 1939–1946, Chemotherapie. Bd. 43, Dietrichsche Verlagsbuchhandlung, Wiesbaden, S. 153–182. Domagk berichtet in keiner Veröffentlichung das genaue Datum der Synthese von P 698. Die Laborjournale des synthetisierenden Chemikers Hans Schmidt, die den genauen Zeitpunkt liefern können, befinden sich nicht im Bayer-Archiv. Im ‚Thiosemikarbazonbuch' [wie Anm. 1] werden ausschließlich in-vivo-Tbc-Versuche nach dem Krieg aufgeführt. – Zu den Nachrichten: https://www.degruyter.com/downloadpdf/j/zna.1948.3.issue-3/zna-1948-0315/zna-1948-0315.pdf. Zugegriffen 18.06.2018.

[20]Als Beispiele seien das Sontochin, ein Mittel gegen Malaria, und das in Auschwitz gefundene **Be/B 1034** (BuFaTa Chemie [Hrsg] (²2007)... von Anilin bis Zwangsarbeit. Schmetterling, Berlin, hier bes. S 95) genannt. Domagks Kollege Walter Kikuth (1948) Über die Sulfonamidbehandlung der Virusinfektionen. In: Schönhöfer [wie Anm. 19], S. 274 nennt **B 1034** ein Mittel gegen virale Infektionen. **Be/B 1034** (KZ Auschwitz/Buchenwald) und **B 1034** aus Kikuths Artikel sind wohl identisch, **Be/B 1034** kein Tarnname, sondern deutet auf den Chemiker **Behnisch**. Rudolf Wohlrab, geehrt 1942 für seine Forschung vom Generalgouverneur des besetzten Polen Hans Frank, (Chemo- und Serotherapieversuche an Flecktyphuskranken, Klin. Wochenschr 21, 455) beschreibt **Be 1034** als Sulfonamid-Azoverbindung, Kikuth **B 1034** als Azoverbindung aus 2-Acetylamino-8-naphthol-3,6-disulfonsäure und diazotiertem Sulfapyridin (S. 274). 1940 hatte Wohlrab über **Be 701/704** (I.G. Farben Elberfeld) berichtet (Arb. Inst. exper. Ther. Frankfurt a. M., S 29, 30. Die Vermutung, dass **Be/B** eine Abkürzung von Behnisch ist, bestätigt Kikuth, indem er explizit Behnisch als synthetisierenden Chemiker von **B 1034** angibt: Kikuth W (1943) Über die Sulfonamidbehandlung der Virusinfektionen, mit besonderer Berücksichtigung von Debenal. Med. Welt 17, S. 453–456, hier S. 455. [Alle Hervorhebungen in den Anmerkungen 20 und 21 durch DS].

[21]Weitere tuberkulostatisch wirksame Thiosemicarbazone aus den Jahren 1942–1943 (O 278, P 306, P 307 und andere, nicht namentlich aufgeführte Präparate von 1941 und 1942) werden erwähnt (BAL Pharm.-wiss. Labor Elberfeld, Schmidt-Schönhöfer, 103.17.E.2.0). In dem einzig noch vorhandenen Tätigkeitsbericht über Juli-September 1943 von Schmidt H erwähnt dieser Domagks hoffnungsvolle Testung des späteren Contebens (Mitte September 1943). O 278 (=**Be 1150**) taucht als C 278 in Domagks Erinnerungen auf: Domagk G (o. J.) Lebenserinnerungen (unveröffentlichtes Manuskript) [BAL 271–2. Wenn nicht anders angegeben, wird aus Bd. I zitiert.], S. 204). In einem Versuchsprotokoll vom 25.10.1943 aus dem Domagkschen Jahresbericht 1943, II. wird P 698 erwähnt als eine Substanz mit nur geringe(r) Hg.[Hemmungs]Wirkung (Tuberkulose, S. 30). – Im Gegensatz hierzu schreibt Domagk 1952 ([wie Anm. 7], hier S. 313), er sei bei der Mitteilung der Befunde damals (1950/1951) *mit einem leider nur in vitro belächelt worden*. Mit Befunde ist die tuberkulostatische Wirkung der Thiosemicarbazone/Hydrazide in vitro gemeint. Befunde, so fährt er fort, *die mich selbst aufs heftigste erregten*. Von dieser verständlichen Erregung ist in seinen Erinnerungen wenig zu spüren, für 1942 und für 1949 nicht, allenfalls nur deren Auslassung.

7.2 Conteben

‚Thiosemikarbazonbuch', so drängt sich der Eindruck auf, die Entwicklung des späteren Conteben sei erst *nach* 1945 erfolgt.

… *[1946/47] führten unsere Arbeiten auf dem Tuberkulosegebiet*, schreibt Domagk, *experimentell zu so weitgehenden Ergebnissen, daß ich eine erste klinische Anwendung bei der Hauttuberkulose verantworten zu können glaubte.* Waren die (nach Hundeiker und Kalkoff) klinischen Versuche vor 1946/1947 verantwortungslos?[22] Er redet vom Beginn der Versuche im Oktober 1946 in der Lupusheilstätte Hornheide[23,24]. Tatsächlich beginnt die klinische Erprobung früher;[25] Frank Ryan spricht in diesem Zusammenhang von *early in 1946*.[26] Einzig Hundeiker erwähnt als *erste Heilung* mit Thiosemicarbazon bereits 1943. Überall, bei Moncorps (1947), Kalkoff (1947, 1950, 1973), Ehring (1994), Grundmann (2001), Hundeiker (2010) und (2014) ist es dieselbe Patientin Katharina Flütotte, die geheilt wird.[27]

---

[22]Man muss annehmen, dass es bei der klinischen Erprobung des P 698 (das spätere Conteben) oder eines früheren Thiosemicarbazons – ähnlich wie in der Kinderklinik Mammolshöhe (s. Kap. 8) – zu ‚Unregelmäßigkeiten' gekommen ist. Grundmann wie Hundeiker betonen in ihren Veröffentlichungen, wie sehr 1946 die Patienten aufgeklärt worden seien. Nach dem Studium einschlägiger Literatur muss man es bei der tiefen Verstrickung von I.G. Farben in die Praxis der Menschenversuche nicht für abwegig halten, wenn damals neu entwickelte Tuberkulostatika aus Elberfeld auf diese Weise Anwendung fänden (zB Buszko J [Hrsg] (1978) Auschwitz-faschistisches Vernichtungslager, Interpress, Warszawa 1978, S. 139 und Werther T (2004) Fleckfieberforschung im Deutschen Reich 1914–1945. Untersuchungen zur Beziehung zwischen Wissenschaft, Industrie und Politik unter besonderer Berücksichtigung der I.G. Farben. Universität Marburg, S. 154–158 (http://archiv.ub.uni-marburg.de/diss/z2008/0157/pdf/dtw.pdf. Zugegriffen 16.03.2016). Die Widersprüchlichkeiten in der Literatur lassen sich kaum und schon gar nicht nach der langen Zeit mit ‚Vermarktungsnotwendigkeiten' erklären (zB Patentschutz für ein erst nach dem Krieg hergestelltes Conteben), wie bisweilen nahegelegt wird. Nur die möglicherweise noch vorhandenen Patientenakten der Klinik Hornheide vermögen etwas Licht in das Dunkel zu bringen. Zusatz (17.11.18): Lt. Mitteilung der Klinik existieren keine aussagekräftigen Krankenakten (e-Mail vom 16.11.18).

[23]Domagk [wie Anm. 21], S. 204–207, 211–213, 229. Bd. II, S. 4. Dass Domagk den Abschluss der tierexperimentellen Arbeiten auf 1946/1947 legt, hängt wahrscheinlich mit dem Einreichen der Arbeit für die „Naturwissenschaften" im Februar 1947 zusammen (s. Anm. 8). ‚Glaubwürdiger' ist seine Erinnerung vom April 1952 (s. Anm. 7): Da ist es 1943, zumindest für die in vitro-Versuche.

[24]Moncorps C und Kalkoff K W (1947) Vorläufige Ergebnisse einer Chemotherapie der Hauttuberkulose. Med. Klin. 42, S. 812–816.

[25]Klee P (1950) 2½ Jahre Tb I-Therapie bei Lungentuberkulose. Beitr Klin. Tb. spez.Tb. Forsch. 102, S. 625–627, nach einem Vortrag vom Okt. 1948.

[26]Ryan F (1992) Tuberculosis: The Greatest Story Never Told. Swift Publishers, Bromsgrove, S. 309.

[27]Das von Bayer herausgegebene Gedenkbuch an Domagk, basierend auf seinen Anfang der 1960er Jahre skizzierten Erinnerungen, beschreibt dies als redaktionellen Kommentar so: *1947 führten Forschungsarbeiten auf dem Tuberkulosegebiet zu so auffallenden Ergebnissen mit Thiosemicarbazonen, daß Domagk eine erste klinische Anwendung bei der Hauttuberkulose verantworten konnte* (Bayer AG [Hrsg] (1995) Gerhard Domagk (1895–1964). Lebenserinnerungen in Bildern und Texten. Köln, S. 46). In dieses Buch werden nicht die z. T. extrem deutschnationalen Vorstellungen Domagks aus seinen Erinnerungen übernommen, wenig kommt der

Grundmann schreibt: *Domagk ließ nicht locker. 1946 reiste er durch das weitgehend zerstörte Deutschland, besuchte alle ihm bekannten Kliniken und versuchte, diese von der Möglichkeit, ja Notwendigkeit eines Behandlungsversuches mit Conteben zu überzeugen.*[28] Frühere klinische Erprobungen erwähnt er nicht.

Es verwundert, dass Domagk 1947 in einem speziellen Nachwort seines Buches „Pathologische Anatomie und Chemotherapie der Infektionskrankheiten" die Thiosemicarbazone kaum erwähnt, obschon seit mindestens 3 Jahren in vitro- **und** in vivo-Ergebnisse vorliegen, seit mindestens April 1946 klinische Versuche mit P 698 bzw. Tb I durchgeführt werden, und er lediglich auf die erste, kurze Originalmitteilung des gleichen Jahres verweist.[29]

Wie sehr auch von Bayer-Seite die rückblickende Sicht auf die Entwicklungsgeschichte des späteren Conteben vermieden wird, lässt Domagk in seinen Aufzeichnungen deutlich werden. Anlässlich einer Ehrung durch die Stadt Wuppertal im Dezember 1947 zitiert er aus der Laudatio, die Hellmut Weese, Leiter des Pharmakologischen Labors und Heilmeyer-Nachfolger in Düsseldorf, hält:[30]

Tuberkuloseforscher Domagk mit den Entdeckungen der Thiosemicarbazone und des INH zu Wort. Insofern ist das Anliegen Ehrings, Grundmanns und Hundeikers nachzuvollziehen, dem Tuberkuloseforscher mehr Gewicht zu geben. Dass dies mit Fälschungen (s. Abschn. 7.4) versucht wird, liegt daran, dass sie meinen, Domagks Geheimnis nicht preisgeben zu können.

[28]Grundmann [wie Anm. 2], S. 121. Wie nahe er damit Ärzten mit Erfahrung in Humanversuchen kommt, zeigt das Beispiel Fritz Kuhlmann, LVA-Klinikdirektor in Mölln bis 1951, der erfolgreich Tb I eingesetzt hat. Kuhlmann, NSDAP und SS, ist Oberarzt von Gutzeit (s. Kap. 4) und ist 1941 an den Hepatitis-Übertragungsversuchen an psychisch Kranken der Nervenklinik Breslau beteiligt (Klee E [wie Anm. 13], S. 260); an der Universität Breslau *beforschte* [er] … *20 hungernde Russen* (Aly G [1999] Macht-Geist-Wahn. Fischer e-books, Frankfurt, Pos. 871). Auch er gilt letztlich als „entlastet" (LA Schleswig-Holstein Abt. 460.5 Nr.: 361).

[29]Domagk G (1947) Pathologische Anatomie und Chemotherapie der Infektionskrankheiten, Thieme, Stuttgart, S. 411. Die Druckbögen zu diesem Buch sieht sein renommierter Pathologenkollege Georg B. Gruber in Göttingen, Prodekan 1939–1945, im Sommer 1946 durch (SUB Göttingen, COD. MS GRUBER 1:1,55), ein SA Sanitäts-Sturmbannführer und NSDAP-Mitglied. (5 Jahre zuvor hatte Gruber Frau Domagk durch Rom geführt). Mattulat M (2007) legt in seiner Abhandlung über den Wandel ärztlicher Moralkonzepte im Werk Grubers einen Wechsel in der Einstellung zur Euthanasie im Zusammenhang mit der Aktion T 4 nahe, als Gruber in einem Vortrag 1941 der *Staatsführung und der Rechtssetzung* die Aufgabe zuweist, hier einen erträglichen Weg im Interesse der Gesamtheit zu gehen (Medizinethik in historischer Perspektive, Franz Steiner, Stuttgart, S. 40, 125–129). Domagk ist 1952 Nachfolger Grubers als Vorsitzender der „Deutschen Gesellschaft für Pathologie". Eine Rezension von Mattulas Buch (https://www.h-net.org/reviews/showrev.php? id=23457. Zugegriffen 17.05.2018) trägt den Titel: A Medical Professor's Contribution to Nazi Medical Ethics.

[30]Hellmut Weese gilt bei Bayer wohl als unbelastet (s. dagegen Klee E ([3]2011) Das Personenlexikon zum Dritten Reich. Wer war was vor und nach 1945. Fischer, Frankfurt a. M., S. 658). *Weese gilt – ob zu Recht oder Unrecht als aufgehendes Gestirn…*, so Domagks Mitarbeiter Hackmann in einem Brief vom 22.10.1945 (BAL 316/2.21). Weeses Nachfolger wird der seit 1948 bei Bayer tätige ehemalige Militär-Giftgasexperte Wolfgang Wirth [Klee E (2001) Deutsche Medizin im Dritten Reich – Karrieren vor und nach 1945. Fischer, Frankfurt a. M., S. 299–303] und seinerzeit Kollege Domagks im wiss. Beirat Karl Brandts.

7.2 Conteben

... An diesen [Thiosemicarbazonen] entdeckten Sie die spezifische Wirkung gegen den Tuberkelbazillus. In...Gemeinschaftsarbeit von...ist schon eine stattliche Anzahl von Verbindungen...dieser Thiosemicarbazone dargestellt worden. Die ersten Anwendungen bestätigen bereits, daß Sie auf einem richtigen Wege – wenn auch noch weit entfernt vom Ziele – sind...

Kein Wort darüber, dass schon mehr als 6 Jahre Forschung hinter ihnen liege, kein Wort darüber, dass die erste Heilung mit einem Thiosemicarbazon bereits gelungen sei. Diese ‚Zurückhaltung' legt sich Domagk noch in den 1960er Jahren auf: In seinen Erinnerungen erwähnt er beiläufig *Conteben* in einem Eintrag zu seiner *Reise nach Irland, Juli 1951* – da wird es von seinem Nachfolgeprodukt INH schon beinahe ersetzt.[31]

Am Ende seiner Arbeit stellt Philipp Klee, der Wuppertaler Klinikchef und Freund, fest, *... so dürfen wir zwar nicht sagen, daß die neuen Präparate* [neben Tb I wurden noch die Thiosemicarbazone Tb V und Tb VI geprüft, DS] *ein Heilmittel darstellen, das andere Heilverfahren einschränkt oder gar entbehrlich macht, wir halten sie aber für das erfolgversprechendste chemotherapeutische Hilfsmittel, das uns zur Zeit zur Verfügung steht.*[32] Er redet von *toxischen Nebenwirkungen* auf Grund anfänglicher, zu hoher Dosierung, *die bei vielen Ärzten ein Vorurteil gegen die neue Chemotherapie hervorriefen*. In der damaligen Literatur wird von zwei Todesfällen 1946 und 1947 unter Tb I berichtet.[33] Erst 1948 sei es

---

[31]Domagk [wie Anm. 21], hier Bd II, S. 27 und 79.

[32]Klee P [wie Anm. 25], hier S. 627. So wenig war Domagk [wie Anm. 8] von der klinischen Wertigkeit des Tb I überzeugt, dass er bei der Erstpublikation der Thiosemicarbazone im Juni 1947 nur von der in vitro-Wirksamkeit spricht – trotz der bestehenden klinischen Prüfung 1943 (Hundeiker [wie Anm. 10]) bzw. der *1945 fraglichen* (Kalkoff [wie Anm. 7], hier S. 547) und der seit Herbst 1945 (Grundmann [wie Anm. 2], S. 119). Der von Grundmann genannte Termin ist wenig glaubwürdig. Domagk selbst gibt in seinen Erinnerungen *Oktober/November 1945 die Wiederaufnahme der Arbeit ...* als Termin an, jedoch existiert ein Brief an ihn vom 22.10.1945 in sein unfreiwilliges ‚Exil' (Sommerhaus) bei Dahme (Holstein), weil hohe amerikanische Offiziere ihn hierzu verpflichtet haben [BAL Gerhard Domagk, Forschung u. Wissenschaft, Vermischtes, 316/2.73] und Postkarten vom 18.07. und 04.08.1945 an Georg B. Gruber [SUB Göttingen, COD. MS GRUBER 1:1,55]). In diesem Brief, der Domagk mit Interna auf dem Laufenden hält, ist auch von dem Gießener Dermatologie-Ordinarius und Naziaktivisten (Walther) Schultze (Klee E [wie Anm. 30], S. 568) die Rede, der einen Sack Kartoffeln für den abwesenden Domagk persönlich abgeliefert habe (BAL 316/2.21, Hackmann an Domagk vom 20.10.1945). Domagk hatte zumindest beruflich mit den führenden Dermatologen im „3. Reich": Schreus, Gottron und Vonkennel zu tun, die alle loyal – wenn auch unterschiedlich – zum NS-Staat stehen. Warum Domagk nach dem 2. Weltkrieg soviel Zeit hatte, um Shakespeare auch im Original zu lesen, verrät er nicht (Domagk [wie Anm. 21], Bd II, S. 3). Er musste bis Anfang November trotz Intervention von I.G. Farben in seinem Sommerhaus ausharren, ohne Rückreisegenehmigung über 6 Monate, direkt bei einer kriegswichtigen Reise am 28.03.1945 nach Hamburg von den Kriegswirren überrascht.

[33]Kalkoff K W (1948) Ergebnisse und Nebenwirkungen der Chemotherapie (Tb I E698) bei Hauttuberkulösen mit arbeitshypothetischen Rückschlüssen auf den Wirkungsmechanismus. Beitr. Klin. Tuberkulose 101, S. 395–404, hier S. 399–400. Er mahnt zur Vorsicht wegen *ernstere(r) Zwischenfälle*. Überhaupt muss hier angemerkt werden, dass diese Arbeit, die auf einem Vortrag 4 Monate nach der vorläufigen Mitteilung der ersten Heilung mit Tb I fußt, schon sehr viel kritischer gehalten ist; sie erfährt eine weitere Zuspitzung der kritischen Haltung Tb I

möglich gewesen, nach zweijährigen Erfahrungen, Dosis und Indikation auch bei der pulmonalen Tuberkulose anzugeben, nachdem anfänglich analog der Sulfonamidbehandlung große Dosen die besten Resultate versprochen hätten, die zur Überdosierung und stärkeren toxischen Nebenwirkungen geführt haben.[34] Die 11 Mitautoren von Domagk kommen in ihrem Sammelband zu einem verhalten zustimmenden Urteil über die Behandlung der Tuberkulose mit Conteben: Sie sind alle oder teilweise verschwiegene Mitwisser: Sie schweigen lieber über die wahre Entstehungsgeschichte des Tb I als ihr geheimes Wissen preiszugeben.

Nur Kalkoff (1909–1981) spricht in seinem Beitrag über die Therapie der Hauttuberkulose vom *Abwägen* von Tb I- mit der konkurrierenden D/2-Behandlung – ein Verfahren, über das 1929 zum ersten Mal berichtet und in der präantibiotischen Phase im Ausland eingeführt, in Deutschland 1947 erprobt wird – von *zweifellos ausgezeichneten D/2-Erfolge(n)*.[35] Er wechselt zu dieser Behandlung sogleich beim Auftreten von den *stärker akuten* Nebenwirkungen einer Tb I-Behandlung.

---

gegenüber in seinem 1950 für das ‚Thiosemikarbazonbuch' verfassten Artikel. Vorher (7.1949) spricht er von *gewissen Vorteilen* der Vitamin D- gegenüber der Tb I-Behandlung, nicht ohne sich für die medikamentöse Bereicherung bei Domagk zu bedanken (Die Thiosemicarbazontherapie der Hauttuberkulose im Vergleich zur hochdosierten D2-Therapie, Z. Haut- u. Geschlechtskrht. 7 (1949), 131–142). – Klee P (1950) Die Chemotherapie der Lungentuberkulose mit Thiosemicarbazonen. In: Domagk et al. [wie Anm 1], S. 267–301, hier 270. In diesem ‚Thiosemikarbazonbuch' werden Thiosemicarbazon-bezogene Versuche ausschließlich nach dem Krieg beschrieben. Es hinterlässt den Eindruck, als sei die Geschichte von Tb 1–6 eine Nachkriegsgeschichte ohne Vorgeschichte, die jedoch tatsächlich 1941 schon beginnt.

[34]Klee P [wie Anm. 33], S. 267. Philipp Klee, dem die frühere klinische Erprobung von P 698 (das spätere Tb I) bzw. das 'Geheimnis' wahrscheinlich bekannt gewesen sein dürfte, drückt sich auch 1950 insgesamt vorsichtig aus. Er spricht nicht von der ersten Heilung einer Hauttuberkulosepatientin 1947, sondern von günstigen Erfolgen mit Tb I/E bei Hauttuberkulose, was Sinn macht, wenn die günstigen Erfolge schon früher beobachtet wurden. Auf der gleichen Seite schränkt er ein: *Es ist nicht leicht zu beweisen, daß die Chemotherapie die wesentliche Ursache* [der Besserung, DS] *ist*. Diese Zurückhaltung findet in Zusammenfassung und Richtlinien am Schluss des Artikels ihren Ausdruck. Unter Punkt A 1. heißt es: *Die Therapie der Lungentuberkulose mit den Thiosemikarbazidderivaten Tb I, Tb V und Tb VI soll die bewährten konservativen Heilverfahren (Liegekur, Ernährung, Klima) und die Kollapstherapie (Pneumothorax, Plastik usw.) nicht ersetzen oder einschränken, sondern unterstützen* (S. 299): Eine Verbeugung vor den Tuberkuloseärzten, denen die Notwendigkeit und Bedeutung ihrer Methoden bei der Gesundung ihrer Patienten bestätigt wird. Ein Satz, der zunehmend in Vergessenheit geraten ist, je mehr Domagk durch ‚seine' Entwicklung der Medikamente Conteben und Neoteben (INH) zum Bezwinger der Tuberkulose stilisiert worden ist.

[35]Menschel-Zwickau (1929) beschreibt als erster den günstigen Einfluß von Vitamin D-Gabe auf die offene Lungentuberkulose in ihren verschiedenen Formen und auf gewisse Organtuberkulosen. Diese Arbeit wird kaum rezipiert. Proppe A (1993) Ein Leben für die Dermatologie. Diesbach, Berlin, hier S. 92, bezeichnet diese Entdeckung für die Therapie des Lupus vulgaris als *Wetterleuchten*. Erst Fanielle (1942) greift diese Behandlung auf, die er bei offensichtlich tuberkulösen Affektionen mit langsamer Entwicklung für aussichtsreich ansieht. Charpy (1943) bestätigt diese Methode für die Behandlung der Hauttuberkulose. In Deutschland ist es P. Jordan, der Ende Mai 1947 als erster über die erfolgreiche Behandlung des Lupus vulgaris mit Vitamin D berichtet [Jordan P (1947) Vitaminbehandlung bei Lupus vulgaris. Z. Haut- und

7.2 Conteben

Während sich Conteben in Deutschland durchsetzt,[36] wird es als Arzneimittel in den USA, in denen das Streptomycin als überlegen angesehen wird, gemieden. McDermott legt nahe, warum dies so gewesen sei: In den USA sei man von deutschen Forschungsergebnissen während der Zeit des Nationalsozialismus unbeeindruckt gewesen.[37]

Zwei amerikanische Forscher halten sich im Auftrag ihrer Tuberkulose-Gesellschaft im September 1949 in der gerade gegründeten Bundesrepublik auf, um über das in Deutschland so erfolgreich eingesetzte, von den Besatzungsmächten unbeachtete Tb I berichten zu können. Nach dem Besuch von 10 Einrichtungen (die Lungenheilstätte Mammolshöhe gehört nicht dazu, s. Kap. 8) mit über 2000 Patienten kommen sie trotz mancher Einschränkung zu dem Schluss, ... *on the basis of the present evidence there is every reason to believe that with proper caution the drug can be administered for long periods of time without undue risk.*[38] Ab 1950 beginnen amerikanische Publikationen zu Conteben, das nun auch als *Tibione* oder *Myrione* in Lizenz produziert wird. Kurz vor ihrem Reisebericht erscheint in einem amerikanischen Journal eine Veröffentlichung zweier Bayer-Mitarbeiter über die erfolgreiche Conteben-Behandlung von 10000 Tuberkulosepatienten.[39]

Geschlechtskrht. 3, S. 279, 280]. Im Gegensatz hierzu ist die Vitamin D-Behandlung der Lungentuberkulose wenig erfolgreich und ohne Bedeutung.

[36] Franke R (1951) Moderne Therapie in Innerer Medizin und Allgemeinpraxis. Springer, Berlin und Heidelberg, S. 277–280. Otto Grütz, der Wuppertaler Dermatologe und spätere (ab 1934) Bonner Ordinarius, schlägt Domagk 1951 (neben Charpy) für seine Conteben-Entwicklung zum Nobelpreis vor; 1952 wird Domagk von seinem Freund Loebell vorgeschlagen (https://www.nobelprize.org/nomination/archive/list.php. Zugegriffen 12.05.2018).

[37] McDormott W (1969), The Story of INH. J. Infect. Diseases 119, S. 678–683, hier S. 682.

[38] Hinshaw C, McDermott W (1950) Thiosemicarbazone Therapy of Tuberculosis in Humans. Amer. Rev. Tub. 61, S. 145–157, hier S. 156. Seltsamerweise zitiert Ryan [wie Anm. 26], S. 344 lediglich die kritischere Beurteilung im nächsten Absatz (S. 157): *A crude approximation of the current situation can be made by the statement that Conteben appears to have: antituberculous activity of the same general order as paraaminosalicylic acid, and a potential toxicity somewhat like the arsenicals used in the treatment of syphilis.*

[39] Mertens A, Bunge R (1950) The Present Status of the Chemotherapy of Tuberculosis with Conteben, a Substance of the Thiosemicarbazone series. Amer. Res. Tub. 61, S. 20–35. Mertens unterstand ab 1942 die Pharma-Verkaufsabteilung „Deutschland" bei I.G. Farben-Bayer (https://www.deutsche-biographie.de/sfz62081.html. Zugegriffen 01.07.2018). Er nahm – neben Gerhard Rose (nach dem Krieg zu lebenslanger Haft verurteilt) und Walter Kikuth – an der Arnsdorfer Besprechung teil, bei der über die klinische Testung von mit Malaria künstlich infizierten psychiatrischen Patienten – damals Therapie bei progressiver Paralyse – mit dem bei Bayer entwickelten Antimalariamittel Sontochin entschieden wurde. Hulverscheidt M (2009) 1942. Die klinische Prüfung des Sontochin. Arzneimittelforschung im Krieg, in: Eschenbach N et al. [Hrsg], Arzneimittel im 20. Jahrhundert. Transkript, Bielefeld, S. 148, 156: *Der Menschenversuch an psychisch Kranken wurde als obligates Stadium der klinischen Prüfung akzeptiert und nicht hinterfragt.* Schon früher hatte Rose den Kreis der Versuchspersonen erweitert, indem er schizophrene Patienten hinzunahm.

Am nächsten – und doch verwirrend – kommt W. Reinhard der tatsächlichen Entwicklungsgeschichte des Conteben in seinem Absatz über *Thiosemicarbazon (TB I und TB VI/698, Conteben): Nach langen Vorarbeiten schon während der Kriegsjahre 1940 bis 1943 an Präparatereihen von Thiazol- und Thiodiazolverbindungen wurde von Domagk ein Thiosemicarbazon, ein Präparat mit tuberkulostatischer Wirkung, zunächst als Versuchspräparat TB/698, später Conteben genannt, herausgebracht.* [40]

Ähnlich: In dem zum 60. Gründungsjubiläum der Lungenklinik Heckeshorn herausgegebenen Buch im Jahr 2007 fallen die 3–4 ‚verschwundenen' Jahre – *Thioacetazon 1942* als *Tuberkulosemedikament* und das spätere identische *Conteben 1946* – kaum auf. Das gilt um so mehr, wenn man die erste Heilung einer Hauttuberkulose für 1943 ansetzt. In einer Tabelle der Tuberkulosemedikamente erscheint Thioacetazon für das Jahr 1942, während es im Text heißt: *Seit 1940 arbeiteten G. Domagk und seine Mitarbeiter an der Entwicklung eines Tuberkulosemedikamentes auf der Basis der Sulfonamide und konnten 1946 das Thiosemikarbazon (Tb I, Conteben) anbieten* – so als wären Thioacetazon und Conteben verschiedene Stoffe.[41]

7.3 INH (Isonicotinsäurehydrazid)

Nach der Publikation von Tb I als tuberkulostatischem Thiosemicarbazon im Jahr 1947 setzt in Europa und USA die Suche nach einem wirkungsvolleren und dabei nebenwirkungsärmeren Medikament ein. Bayer schlägt den Weg ein, *eine umfassende chemische Bearbeitung dieser Gruppe* [Säurehydrazide und Hydrazidhydrazone, DS] ... *vorzunehmen und auf diese Weise zum Ziel zu gelangen, das mit der Darstellung des Isonicotinsäurehydrazids gelingt*.[42]

1945 hatte Vital Chorine in französischer Sprache und deshalb unbemerkt – wie Ryan vermutet – außerhalb Europas über die tuberkulostatische Wirksamkeit

---

[40] Reinhard W (1966) Die Tuberkulose der Knochen- und Gelenke. Springer, Heidelberg, S. 51.

[41] Kropp R (2007) Tuberkulosebekämpfung in der Bundesrepublik Deutschland nach 1945. Eine Übersicht. In: Vera Seehausen et al. [Hrsg] Von der Phthisiologie zur Pneumologie und Thoraxchirurgie. 60 Jahre Lungenklinik Heckeshorn, Thieme, Stuttgart, S. 8–12, hier S. 11. Der Autor beruft sich auf eine Tabelle in: Konietzko N, Loddenkemper R (1999) Tuberkulose. Thieme, Stuttgart New York, S. 109. Dort wird zugleich auf S. 118 auf die Identität von Thioacetazon und Conteben hingewiesen. Kropp R nimmt mit seiner Formulierung, wie es zur Entwicklung des Contebens kommt, eine von Radenbach K (1961) Chemotherapie der Tuberkulose. Chemotherapia 2, S. 7–41, hier S. 7, gewählte Ausdrucksweise auf – der Artikel ist Domagk zum 65. Geburtstag gewidmet. Auch hierin bleibt das Datum für die Entdeckung der klinischen Wirksamkeit von Tb I offen.

[42] Domagk G, Offe H, Siefken W (1952) Ein weiterer Beitrag zur experimentellen Chemotherapie der Tuberkulose (Neoteben). Dtsch. Med. Wochenschr. 77, S. 573–578, hier S. 575. Er selbst gibt 1949/1950 als Zeitpunkt der Herstellung von INH an (Domagk [wie Anm. 7], S. 312, 340).

7.3 INH (Isonicotinsäurehydrazid)

in vivo von Nicotinsäureamid (Vitamin B 6) publiziert.[43] Es ist anzunehmen, dass Domagk die französische Literatur bekannt ist, denn es gibt Kontakte zu André Girard, einem Chemiker, der neue, von ihm synthetisierte Thiosemicarbazone (zB 3-Pyridin-aldehyd-thiosemicarbazon) mit Tb I vergleicht.[44] Auch wegen der guten Kontakte Heinrich Hörleins, Domagks Vorgesetztem, zu Ernest Fourneau am Pasteur-Institut in Paris, ist davon auszugehen, dass Domagk über die französische Literatur informiert ist. Die Arbeit von Chorine zitiert er jedoch überhaupt nicht. Das verwundert umso mehr, als sich manche Zeilen bei ihm lesen lassen wie gegen Chorine geschrieben.[45] Amerikanische Forscher bestätigen 1948 die Ergebnisse von Chorine, ohne seine Publikation zu kennen, und ziehen daraus die (falsche) Schlussfolgerung, tuberkulostatische und Vitamin-Aktivität seien positiv miteinander korreliert.

Auf diese These wird Herbert Fox von Hoffmann-La Roche in Nutley/USA aufmerksam und versucht sie ‚chemisch' zu widerlegen, indem er verschiedene Pyridinabkömmlinge synthetisiert und dabei im August 1949 auf dem Weg zum Isonicotinaldehyd-thiosemicarbazon das INH herstellt, das keine Vitamin-Aktivität zeigt. Das INH steht nicht in seinem Fokus und wird deshalb erst im Spätjahr 1951 auf seine antituberkulöse Aktivität hin klinisch untersucht, im Gegensatz zum unbekannten Isonicotinaldehyd-thiosemicarbazon, das schon Anfang 1951 getestet wird und dem die ganze Aufmerksamkeit gilt. Fox streicht die Bedeutung

---

[43]Chorine V (1945) Action de l'amide nicotinique sur les bacilles du genre Mycobacterium. C. R. Acad. Sci. 220, S. 150. Youmans G+A (1964) rechnen Nicotinamid zu 31 Verbindungen und Verbindungsgruppen, die zwar in vivo wirksam, aber *clinically inactive, untried, or unproved* seien (Tuberculosis and Other Mycobacterial Infections. In: Schnitzer R J, Hawking F [Hrsg] Experimental Chemotherapy, Vol. II, Part I. Academic Press, New York London, S. 393–499, hier S. 458–460).

[44]Levaditi C, Girard A, Vaisman A, Ray A (1950) Etude expérimentale de l'activité antituberculeuse de la béta-pyridine-aldéhyd-thiosémicarbazone. C. R. Acad. Sc. 231, S. 1174–1176 und dies. (1951) Comparaison entre G 469 de Girard et le Tb I de Domagk du point de leur activité antituberculeuse chez la souris. C. R. Soc. Biol. 145, S. 60.

[45]Domagk [wie Anm. 7], S. 313. Im Gegensatz dazu: Offe H, Siefken W, Domagk G (1952) Neoteben, ein neues, hochwirksames Tuberculostaticum und die Beziehungen zwischen Konstitution und tuberculostatischer Wirksamkeit von Hydrazinderivaten. Die Naturwissenschaften 39, S. 118. – Ernest Fourneau, Chemiker und Pharmakologe, ist in leitender Funktion am Institut Pasteur. Er ist Vizepräsident des deutsch-französischen Komitees in den 1930er Jahren und Freund von Otto Abetz, sein Pendant auf deutscher Seite und späterer deutscher Botschafter in Paris, der sich ab 1941 stark macht für Judendeportationen aus Frankreich. Barbara Lambauer spricht von in *opportunistischen Antisemitismus*. In: VfZ, 53 (2005), S. 241–273 (https://www.ifzmuenchen.de/heftarchiv/2005_2_3_lambauer.pdf. Zugegriffen 15.05.2018). – *Diese Befunde stimmen mit den in der französischen Literatur vorliegenden überein … schreibt Domagk* ([wie Anm. 21], S. 206). Die Schwierigkeit, aus seinen Erinnerungen über die Entwicklung des Contebens verlässliche Aussagen zu treffen, liegt darin, dass diese geschrieben worden sind, nicht um diese Entwicklung aufzuhellen. – In seiner Entnazifizierungsakte berichtet Mietzsch, der auch für Domagk forschende Chemiker, 3 Reisen ins besetzte Paris zu dem Pharmaunternehmen Rhone-Poulenc, zu dem Fourneau und die I.G. Farbenwerke Bayer besondere Beziehungen hatten (LA NRW, Abteilung Rheinland, NW 1022-M, 8357).

der Entdeckung der Thiosemicarbazone heraus: *Their discovery by Domagk and his co-workers ... is a great forward step in the conquest of tuberculosis.*[46]

Hier lohnt sich ein genauerer Blick, und zwar gerade weil die zeitgleiche Synthese des INH durch US-Firmen vonseiten Domagks als Folge der Beschlagnahme und nur teilweisen Rückgabe der Conteben-Unterlagen durch die Amerikaner 1945 angesehen wird. Nachfolgende Autoren wie Hundeiker und Grundmann argumentieren genauso. Zur damaligen Zeit wird an 4-substituierten Pyridinen (das sind γ-Picoline bzw. Isonicotinsäurederivate) intensiv geforscht. 1944 synthetisieren niederländische Chemiker in einem aufwendigen Verfahren das bisher nicht darstellbare Isonicotinaldehyd (d. i. die Ausgangssubstanz zum Thiosemicarbazon), an dessen Darstellung schon lange geforscht wird.[47] Fox von Hoffmann-La Roche stellt 1951 in New York auf einem Kongress einen neuen Syntheseweg des Isonicotinaldehyd-thiosemicarbazon vor, aufbauend auf Forschungsergebnissen der amerikanischen Chemiker McFaydon und Steven. Er macht dies, indem er das unbeständige Isonicotinaldedyd mit Thiosemicarbazid abfängt und das gewünschte, bisher unbekannte Isonicotinaldehyd-thiosemicarbazon erhält. Das INH selbst ist ein Zwischenprodukt, hergestellt aus Isonicotinsäuremethylester und Hydrazin. Fox macht keinen Hehl daraus, wie wichtig die Entdeckung der Thiosemicarbazone ist: *In the light of this work* [Domagks, DS] *it seemed logical to prepare the pyridin analog of Tibione ...*[48]

---

[46]Fox [wie Anm. 3], S. 131, 132. Dem ‚Widerlegen' gehen viele Experimente voraus: Es ist wohl eine Sicht von später). Zum Zeitpunkt: Päuser [wie Anm. 4], S. 32. Aus Sicht von Hoffmann-La Roche, Basel: Fust B (1952) Die Entwicklungsgeschichte von Rimifon „Roche". In: Verhandlungen der Deutschen Gesellschaft für Innere Medizin, S. 325–327. – Die in vitro/vivo-Tests in Nutley/USA führen Grunberg E und Schnitzer R durch. Letzterer war bis 1938 bei I.G. Farben/Hoechst Leiter des chemotherapeutischen Labors. Nach seiner Deportation ins KZ Buchenwald 1938/1939 wurde er zur Emigration gezwungen. – Diese Sicht wird auch in: Kimmig J, Schulz K-H (1955) Zur Chemotherapie der Hauttuberkulose. Münchener Med. Wochenschr. 97, S. 1557–1160 vertreten.

[47]Wibaut J P, Kooyman E C, Boer H 1945) Preparation of 4-pyridylmethanal. Recueil des Travaux Chimiques des Pays-Bas, 64, S. 30.

[48]Fox H (1952) Synthetic Tuberculostats. III. Isonicotinaldehyd Thiosemicarbazone and Some Related Compounds. In: Int. Congress of Pure and Applied Chemistry [Hrsg] Main Congress Lecture and Lectures in Sections. Birkhäuser, Basel, 299–300. (Die Beiträge „Synthetic Tuberculostats. I und II" von Fox H, S. 296–299, machen deutlich, dass umfangreiche chemische Versuche vor Spätsommer 1949 (s. Kap. 7.4) durchgeführt werden, die zur Synthese der aktiven 3-Aminoisonicotinsäure führen. In der Tat ist es *logical*, Isonicotinsäure mit der Thiosemicarbazongruppe von Conteben zu verknüpfen). Kurze Zeit später, Nov. 1951, berichten die französischen Forscher um Levaditi, dass ihnen die Amerikaner Grunberg E und Leiwant B (Hoffmann-La Roche) zuvorgekommen seien im Mai 1951 bei der Veröffentlichung ihrer Ergebnisse zur „activité antituberculeuse de la γ-pyridine-aldéhyde-thiosémicarbazone (G 527), isomere du G 469". Annales de l'Institut Pasteur 82, S. 102–104. – Ein knapper Kongressbericht über die Arbeiten von Fox H und Girard A (1951) erscheint unter dem Titel: „Synthetic Tuberculostats Show Promise" in: Chemical and Engineering News 29, S. 3963–3964.

7.3 INH (Isonicotinsäurehydrazid)

Domagk findet nur für André Girard, der am Nachmittag vorträgt, lobende Worte. *Professor Gé[i]ard aus Paris wies eindrucksvoll auf unsere Pionierarbeit ... hin.* Dass Girards neues Präparat G 469, das β-pyridine-aldéhyde-thiosémicarbazone, Domagks Conteben in der Wirkung, tierexperimentell und nach 2-monatiger Gabe, nicht nur um ein Vielfaches übertrifft, sondern Girard auch das Streptomycin erheblich wirkungsvoller als Tb I bewertet, scheint hier für ihn ohne Bedeutung.[49]

Auf dem 58. Internisten Kongress im April 1952 legt Domagk seine Überzeugung von der Entdeckungsgeschichte des INH dar. Es sei *ganz unwahrscheinlich,* wie behauptet werde, bei der Synthese des INH von Isonicotinsäure auszugehen, denn diese und verwandte Präparate würden nicht nur die Tuberkelbazillen in ihrem Wachstum nicht hemmen, sondern seien in bestimmten Verdünnungen sogar ein Wuchsfaktor. Aufgrund eigener, von Chorine abweichender Untersuchungsergebnisse kann Domagk den ‚anderen' Weg, zum Nicotinaldehyd-thiosemicarbazon und seinen Isomeren und damit zum INH zu kommen, nicht nachvollziehen.[50] Seine Chemiker hätten ihn warnen müssen, dass seine Argumentation in eine Sackgasse führt.

Heilmeyer, der Conteben für Bayer und Rimifon (INH) für Hoffmann-La Roche Basel in seiner Freiburger Klinik erprobt, schreibt in seinen Erinnerungen:

... Domagk war [1956, DS] verärgert darüber, daß dieser von ihm entdeckte, so hochwirksame Stoff gleichzeitig auch in Amerika gefunden war. Er war der Meinung, und sprach das sogar öffentlich aus, daß hier eine Art geistigen Diebstahls der Amerikaner vorliege. Ich stand in der Diskussion auf und legte dar, daß diese Entdeckung doch in der Luft gelegen habe. Die große primäre Tat sei die Entdeckung der Thiosemicarbazone gewesen. Nachdem diese bekannt waren, war es kein weiter Schritt, sie mit Nicotinsäure zu verbinden. ... Bei den zu dieser Synthese notwendigen chemischen Prozessen trat das INH als Zwischenprodukt auf. In jeder chemotherapeutisch forschenden Firma werden alle chemischen Stoffe, die bei den Arbeiten anfallen, systematisch auf ihre Wirksamkeit

---

[49]Domagk [wie Anm. 21], hier Bd II, S 158. Girard A et al. (1952) Experimental Researches in the Field of Chemotherapy of Tuberculosis. In: Int. Congress of Pure and Applied Chemistry [wie Anm. 48], S. 310–311. – Karl Wilhelm Jötten, Hygieniker und Kollege von Domagk an der Universität Münster, berichtet 1947 über neuere Untersuchungen mit den Schering-Produkten Pyrimal (ein Pyrimidinderivat) und Globucid, die insbes. Eleudron überlegen seien, ohne die Thiosemicarbazone zu erwähnen (Der derzeitige Stand der Tuberkulose-Ausbreitung und Maßnahmen zu ihrer Bekämpfung. Aschendorff, Münster 1947, hier S. 43).

[50]Domagk [wie Anm. 7], S. 312–313. Grunberg E, Leiwant B (1951) Anti-Tubercular Activity in vivo of Nicotinaldehyd Thiosemicarbazone and Its Isomers. Proc. Soc. Exp. Biol. Med. 77, S. 47–50. Grunberg E, Schnitzer R (1952) Studies on the Activity of Hydrazin Derivates of Isonicotonic acid in the Experimental Tuberculosis of Mice, Quat. Bull. Sea View Hosp. 13, S. 3–11. – Domagk ist auch auf jenem Kongress in New York anwesend. Er muss die von Fox gezeigten Formeln des INH und des Isonicotinaldehyd-thiosemicarbazon gesehen haben. Lapidar kommentiert er in seinen Erinnerungen: *In den Vorträgen hatte ich keine Formeln gesehen, die mir nicht schon bekannt waren und über die ich nicht schon ein Urteil besaß* (Domagk [wie Anm. 21], hier Bd II, S. 158). Dieser zuletzt zitierte Satz ist nur mit 3 Auslassungspunkten – nicht der einzige bedeutsame redaktionelle Eingriff – im von Bayer herausgegebenen Buch ([wie Anm. 27], S. 76) erwähnt: Alle Fragen zu den Thiosemicarbazonen und dem INH sollen nach Möglichkeit unterbleiben.

geprüft. Es erschien mir deshalb nicht überraschend, daß auf diese Weise das INH als wirksames Tuberkulostatikum gleichzeitig in verschiedenen Laboratorien der Alten und Neuen Welt gefunden worden war...[51,52]

Was hier Heilmeyer klarsichtig und den Tatsachen entsprechend erzählt, ist Domagk verschlossen. Es gehört zu dem Geheimnis, warum Domagk nicht frei genug ist, diese Realität anzuerkennen. Es passt in die damalige Zeit und den Umgang mit der nationalsozialistischen Erbschaft, sich erst als Opfer Hitlers und dann als Opfer der Alliierten zu sehen, um so eine individuelle Verantwortung leichter leugnen zu können. Unter diesem Mantel bleibt die Verstrickung unsichtbar. Ehring (1994), Grundmann (2001) und Hundeiker (2010, 2014) wollen den bisher verkürzt geschilderten Ablauf der Conteben-Entwicklung dem tatsächlichen ‚anpassen', was ihnen nur mithilfe von Fälschungen (s. Abschn. 7.4) teilweise gelingt: Sie scheuen sich, den Beginn der Thiosemicarbazon-Entwicklung in die NS-Zeit mit allen seinen Konsequenzen zu legen. Damit bleibt die Entdeckung der tuberkulostatischen Wirkung der Thiosemicarbazone und die Bedeutung des Conteben für die Entwicklung des INH nicht angemessen gewürdigt: Der Tuberkuloseforscher Domagk steht zu Unrecht ganz im Schatten des Sulfonamid-Forschers Domagk: Selbst er misst in seinen Erinnerungen der Entwicklung des Conteben keine wesentliche Bedeutung zu.

---

[51]Heilmeyer L (1971) Lebenserinnerungen. Schatthauer, Stuttgart, S. 88. In der Tat waren neben Hoffmann-La Roche/Nutley und Squibb in den USA in Europa neben Bayer die beiden schweizerischen Firmen Ciba-Geigy und Hoffmann-La Roche/Basel und die Pariser Forscher um Girard auf der Fährte des INH bzw. Isonicotinaldehyd-thiosemicarbazon. Dass sich Bayer/Leverkusen und Hoffmann-La Roche so schnell 1952 darauf verständigen, dass sie von einander unabhängig und gleichzeitig INH entwickelten, liegt wohl daran, dass INH keine patentierbare Substanz seit 1912 ist. Was Heilmeyer anspricht und wohl ein wesentlicher Beweggrund für das Erscheinen von Grundmanns Domagk-Biografie ist, ist der Versuch, Domagk als ‚Bezwinger' der Tuberkulose zu installieren, und damit Conteben und INH unlösbar mit seinem Namen zu verbinden (Grundmann [wie Anm. 2], S. 6). Das Risiko, auch nach über 50 Jahren noch nach den Jahren 1941–1945 gefragt zu werden, meint der Autor vernachlässigen zu können. – Die Erinnerungen von Heilmeyer sind, was die Zeit des Nationalsozialismus anbelangt, exemplarisch für Selbsttäuschung und Verleugnung: ein Fall von Selbstentnazifizierung.

[52]Die Überzeugung Domagks, Opfer eines Betrugs zu sein, wurzelt in einem durchaus adäquaten Gefühl, auf die Anerkennung eines wichtigen Teils seiner Lebensleistung verzichten zu müssen, so kann man vermuten. Dieses Opfer findet nahtlos Anschluss an seine zumindest im Entnazifizierungsverfahren geäußerte Ansicht, Opfer des Nationalsozialismus wegen der Gestapohaft zu sein, die bei ihm fast eine Woche dauert (tatsächlich: 3½ Tage). Inwieweit eigene oder/und fremde Beweggründe dazu beigetragen haben, diese Form der Verarbeitung zu suchen, kann auf dem jetzigen Kenntnisstand nur spekuliert werden. Auf jeden Fall bieten sich Besatzungsinspektoren oder die Amerikaner als Verursacher des Betrugs ideal an. – Die Figur des ‚geistigen Diebstahls' erscheint 1948 [wie Anm. 19], hier S. 171 bei Domagk: *...da aber unsere Ergebnisse nunmehr aus unseren Protokollen seit vielen Monaten auch im Ausland bekannt sind...* Sabine Päuser dazu: *...Die Rechtsanwälte von Roche wiesen Bayer schon 1952 darauf hin, dass in den Panzerschränken nach dem Krieg nichts zu finden gewesen war...* (e-mail vom 07.05.2018). Die Entwicklungsgeschichte des INH aus amerikanischer Sicht: McDermott W (1952) Isonicotinic acid derivates in treatment tuberculosis; history of the devel. Transactions of the annual meeting NY 48, S. 421–424.

Hundeiker erzählt diese Geschichte so ganz anders. Dadurch, dass von den beschlagnahmten Unterlagen nur diejenigen, welche die Weiterentwicklung des Conteben *in Richtung INH* betreffen, nicht von den *Besatzungs-Inspektoren* zurückgegeben werden und somit verschollen bleiben, lässt sich diese Erzählung nicht nur kaum widerlegen, sondern sie öffnet den Raum für weitere Spekulationen. In der verfügbaren wissenschaftlichen Literatur finden sich keine plausiblen Hinweise für diese Sichtweise.[53] Dass die in vivo-Versuche und die klinische Erprobung des Conteben noch zu Kriegszeiten erfolgt, erscheint hingegen plausibel, nachdem für den Zeitpunkt seiner Synthese 1943 angegeben wird.[54]

7.4 Fälschungen

Drei in diesem Zusammenhang besonders auffällige Irreführungen aus Grundmanns Domagk-Biographie seien hier erwähnt. Von Druckfehlern zu sprechen, verbietet sich: Sie ergeben einen Sinn. Die Jahre von der Entdeckung der Thiosemicarbazone (1941–1944) bis zur ersten Heilung einer Hauttuberkulose (bei Domagk 1947, bei Grundmann 1946) bleiben im Dunkeln, werden aber so verkürzt, dass die klinische Erprobung von Tb I Anfang 1946 erfolgt. Es wird eine Spur gelegt, die Weiterentwicklung des Conteben habe zum erkennbaren Nachfolgepräparat (INH) schon 1943/44 begonnen. Die Amerikaner hätten sich früh des Contebens bemächtigt und deren Forschungserfolge bis hin zum INH resultierten letztlich aus gestohlenen Ergebnissen. Die Prioritätsfrage wird nachträglich zugunsten von Bayer entschieden, nachdem man sich 1952 der amerikanischen Besatzungsmacht habe beugen müssen.[55]

Die beiden amerikanischen Tuberkuloseforscher Corwin Hinshaw und Walsh McDormitt reisen mit einem Forschungsauftrag im Spätsommer 1949 und nicht, wie Grundmann Glauben machen will, *im August 1947* nach Deutschland.[56] Der Aufenthalt der beiden Ärzte im besiegten Deutschland wird eher wie ein Beutezug

---

[53] Hundeiker [wie Anm. 10], S. 395.
[54] Kalkoff [wie Anm. 7], S. 549. Domagk [wie Anm. 7], S. 340. Die erste Synthese eines wirksamen, aber zu toxischen Thiosemicarbazon wird für Ende 1941 angegeben. – Die Prioritätsfrage – erste Heilungen mit Streptomycin oder Conteben oder zeitgleich – wirft auch Kalkoff [wie Anm. 7], S. 548 auf: Hierfür zitiert er einen Bericht einer Meningitis tub.-Heilung mit Streptomycin im Sommer 1947.
[55] Hundeiker vermutet in den zeitlichen Unklarheiten hinsichtlich des Contebens und seiner Weiterentwicklung INH geheime Absprachen: Domagk war möglicherweise auf Abmachungen zwischen Bayer und den US-Firmen über die *gleichzeitige Entwicklung* festgelegt (e-mail vom 19.05.2018).
[56] Hinshaw, McDermott [wie Anm. 38]. Kalkoff, der als Erstbeschreiber der Heilung mit P 698 über große Erfahrung verfügt, steht nicht auf dem Programm der beiden Forscher (*not visited by writers*, S. 148).

geschildert: Sie *konnten Conteben in gehörigen Mengen mit nach USA nehmen.* Erleichtert wird Grundmann diese Schilderung durch einen Artikel darüber in der TIME, in der von *war booty* die Rede ist. Dieser Artikel ist zwei Monate nach der Deutschlandreise erschienen und nicht, wie behauptet, 20 Jahre später: *1969.* Doch was wird damit nahegelegt? Das Conteben sei 1947 in die USA gelangt und alle weitere Entwicklung hin zum INH basiere, wenn nicht auf der erfolgten Beschlagnahme der Unterlagen 1945, dann auf dem ‚Beutezug' der beiden Ärzte. Es *begann nun in den USA eine intensive Forschung zur Weiterentwicklung des Conteben-Moleküls,* schreibt Grundmann. Er nennt dies *intensive(n) Nach-Forschungen des Contebens* ...[57] Spätestens mit der Veröffentlichung des Behandlungserfolgs im Jahr 1947 ist die Struktur des Conteben-Moleküls kein Geheimnis mehr. Im August 1949 synthetisiert Herbert Fox das INH – kurz vor Ankunft der beiden US-Amerikaner im Nachkriegsdeutschland.

Ein zweites, besonders eklatantes Täuschungsbeispiel in Grundmanns Biografie ist eine Abbildung, die er aus einem Heft übernimmt,[58] verfasst von dem Chemiker Behnisch aus dem Arbeitskreis um Domagk. Schon damals, 1986, hatte sich neben den zwei, chemisch ähnlichen Thiosemicarbazonen Conteben (Tb I) und Solvoteben (Tb VI in der Abbildung) eine dritte Substanz ‚verirrt', die Nikoteben darstellen sollte, ein zeitlich sehr viel später entwickeltes Kombinationspräparat aus INH und isonicotinaldehyd-thiosemicarbazon.[59] In der Original-Abbildung erscheint aber statt Nikoteben tatsächlich Nicotinaldehydthiosemicarbazon, das erst 1950 synthetisiert und auf seine tuberkulostatische Wirkung geprüft wird.[60]

Grundmann übernimmt nun diese Abbildung und suggeriert, alle drei Substanzen, Conteben/Solvoteben/Nikoteben, seien etwa zeitgleich (der genaue Zeitpunkt bleibt unklar) synthetisiert worden, indem er die Abbildung damit verknüpft, dass die drei aufgeführten Substanzen als Resultat eines Auswahlprozesses zu einem klinisch wirksamen Thiosemicarbazon übrig geblieben seien. Der ‚Vorteil' dieser übernommenen Abbildung liegt darin, dass schon sehr früh (kurz nach der Synthese von P 698) ein Pyridinring – eine entscheidende Entwicklung des Conteben zum INH – eingeführt wird, der auf das spätere Nachfolgeprodukt hinweist und damit beweisen soll, in Wuppertal sei schon sehr früh erfolgreich an der Weiterentwicklung gearbeitet worden. Um diese Verknüpfung zu unterstreichen, versieht Grundmann die Abbildung, die bei Behnisch ohne Bildunterschrift oder Verweis auskommen muss, mit der Unterschrift „*Conteben, Solvoteben, Neoteben*

---

[57]Grundmann [wie Anm. 2], S. 123, 124. TIME (Nov. 21, 1949) in „War Booty" und THE LANCET (Feb. 11, 1950, S. 264–265) in „Thiosemicarbazone in Tuberculosis" berichten über die Mission der beiden amerikanischen Forscher.
[58]Behnisch [wie Anm. 6], S. 64. Die Abbildung ergibt hier keinen Sinn.
[59]Domagk G (1961) The Problem of Bacterial Resistance. Diseases of the chest 34, S. 587–588.
[60]Levaditi et al. [wie Anm. 44], S. 1174. β-pyridine-aldéhyde-thiosemicarbazone (so heißt es bei Levaditi et al.) ist identisch mit Nicotinaldehyd-thiosemicarbazon.

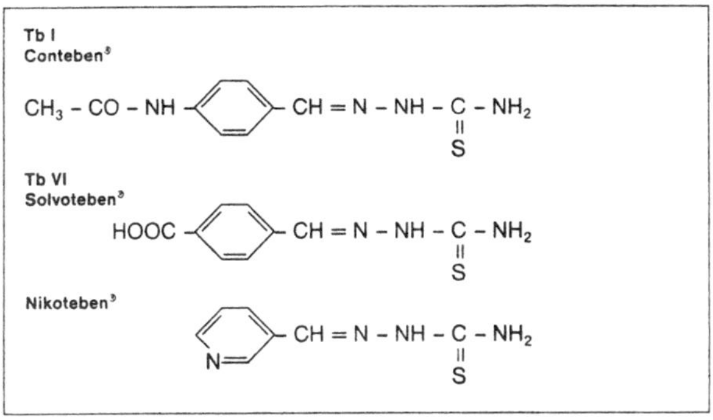

7.4 Fälschungen 99

```
Tb I
Conteben®
         CH₃ – CO – NH –⟨  ⟩– CH = N – NH – C – NH₂
                                          ‖
                                          S
Tb VI
Solvoteben®
              HOOC –⟨  ⟩– CH = N – NH – C – NH₂
                                       ‖
                                       S
Nikoteben®
                   ⟨  ⟩– CH = N – NH – C – NH₂
                   N                   ‖
                                       S
```

Abb. 41: Conteben, Solvoteben, Neoteben (=INH) (Aus R. Behnisch 1986).

Abb. 7.1 Abb. 41 mit hinzugefügter Legende aus Grundmann (2001), S 113

(= INH)" (s. Abb. 7.1):[61] So verwandelt sich „*Nikoteben*" beinahe unmerklich in „*Neoteben (= INH)*" und der wichtige Pyridinring ist visuell anwesend.[62]

Die Abbildung in der Grundmannschen Biografie, die *das Protokoll des Selbstversuches Domagks mit Tb I/698... zeigt, ist eine Montage. Das Emblem der Farbenfabriken Bayer ... in Auflösung/in Dissolution ...,* das oben auf der Montage steht, ist frühestens im Laufe 1947 gedruckt. Die beiden, zeitlich nicht zusammenfallenden Selbstversuche jeweils vor Beginn der klinischen Testung, einmal in

---

[61]Grundmann [wie Anm. 2], S. 112, 113. Liest man dieses Geschehen im ‚Thiosemikarbazonbuch' ([wie Anm. 1], S. 94–95), so ist außer von Tb I von den Thiosemicarbazonen Tb II und Tb III die Rede. Diese, Tb I-III, sind die drei wirkungsvollsten Präparate und nicht die drei in der übernommenen Abbildung aufgeführten Thiosemicarbazone. Später, S. 98, wird Tb V, vormals M (Mietzsch) 1862 = S 483, ein Reduktionsprodukt von Tb I erwähnt.

[62]In den gesamten Unterlagen zur Weiterentwicklung des Contebens, die im Bayer Archiv eingesehen wurden, findet sich lediglich ein Pyridinring – der vom Nicotinsäureamid. – Entscheidende Unterlagen der Jahre 1941–1946 fehlen. Franz Ehring, der 13 Jahre nach Kalkoffs Tod als erster wortlos in einer Veröffentlichung (s. Anm. 63) dessen Angaben zur ersten Heilung um fast genau ein Jahr zurückdatiert, lässt vor 1993 an einer Akte zur Conteben-Entwicklung im Bayer-Archiv folgende Notiz anbringen: *Falls der Inhalt dieser Akte ganz oder teilweise vernichtet werden soll, bittet Prof. F. Ehring ... sehr herzlich darum, benachrichtigt zu werden. Er möchte mit Erlaubnis der Bayer-Werke medizin-historische, für die Contebenentwicklung belangvolle Unterlagen entnehmen. Die Erlaubnis, dieses Archiv einzusehen, hat die Fa. Bayer Prof. Ehring schon erteilt. gez...* (BAL 316/3.2 Ordner Produkte Tb I/698). In dem Festakt zum 25jährigen Bestehen der Klinik Hornheide 1958 erwähnt Ehring die erste Lupusheilung mit dem Domagk-Mittel Conteben, ohne die Jahreszahl zu nennen (Der Hautarzt 10 [1959], 46–47). – Ausgerechnet Hundeiker (2014), der besonders darauf abhebt, die Amerikaner hätten sich nach dem Krieg Domagks Forschungsunterlagen angeeignet und ausgewertet, übersieht den fehlenden Pyridinring bei der chemischen Formel des INH (Ein spannendes Kapitel der neueren Medizingeschichte: Gerhard Domagk und der Kampf gegen die Tuberkulose. Lymphologie in Forschung und Praxis, 24, 79).

hoher Dosierung über drei Tage jeweils 3 g P 698 *(wie Prontosil),* ein anderes Mal in erheblich niedriger Dosierung über insgesamt drei Wochen, sind unter dem Emblem so montiert, als stünde alles auf einem einzigen Blatt. Das Emblem stammt aus der Publikation von Kalkhoff/Ehring (1994); dort ist es allerdings nicht in einer Montage mit den beiden Selbstversuchen verknüpft, von denen der erste am *31.XII./1.I./2.II.* [gemeint wohl: 2.I., DS] stattfindet.[63] Das zusätzlich oben und unten hinzugefügte *Pneumo 794, #6 bzw. 7–85 mm* ist im Original nicht vorhanden.

Es soll ganz offensichtlich der Eindruck erweckt werden, dass die Selbstversuche nach Kriegsende stattgefunden haben. In einem überlieferten Schreiben Domagks von Dezember 1946, welches jeglichen Zweifel zerstreuen soll, fehlen die Jahresdaten. Somit ist eine genaue zeitliche Einordnung nicht möglich.

Ehring wie Grundmann legen diesen Zeitraum auf den Jahreswechsel 1945/1946, auf die Zeit nach dem Nationalsozialismus. Kalkoff datiert die erste Heilung auf *1947,* deren Publikation auf den *17.05.1947.* Die dortige Tabelle differenziert zwischen Anwendung am *Mensch* und Heilung. Die erste Anwendung beim *Mensch* erfolgt hiernach im Jahr *1945* mit Fragezeichen.[64] Grundmann, der diese Tabelle in leicht veränderter Form übernimmt, ‚vergisst' die Tabelle an das in seinem Buch angeführte Datum der ersten Heilung von 1946 ‚anzupassen', sodass sie im Widerspruch zu seiner Behauptung bleibt.[65] Da nach Hundeiker die erste Heilung mit dem P 698 bereits 1943 erfolgt, wäre der Termin des ersten Selbstversuchs hiernach der Jahreswechsel 1942/1943. Am wahrscheinlichsten stammen die ersten Ergebnisse des Selbstversuchs mit P 698 nach den

---

[63]Kalkoff K W [†], Ehring F (1994) Die erste Tuberkuloseheilung mit Chemotherapie: Eine Lupuskranke in Hornheide. Pneumologie 48, S. 448–452, hier S. 449, 450. Das ‚Anpassungsproblem' ist bes. gut bei der Wiedergabe der Domagkschen Selbstversuche zu erkennen, wie sie Ehring beschreibt. *Voraus gingen 1945/46 zwei Selbstversuche von Domagk mit TBI/698 … bzw. E/698 …* (S. 450). In Domagks abgebildetem Protokoll ist von P 698 und von P 698/ El. ää die Rede. Die Bezeichnungen Ehrings sind zu diesem Zeitpunkt nicht gebräuchlich. Die erste Heilung, veröffentlicht am 17.05.1947, geschieht mit E 698, d. i. Domagks P 698/El. ää. In Kalkoff K W (1950) (Zur Behandlung der Hauttuberkulose mit Tb I/698/E. In: Domagk et al. [wie Anm. 1], hier S. 144, 145) zB wird die ursprüngliche Nomenklatur E 698 teilweise ‚angepasst' zu Tb I/698 E.

[64]BAL 316-003-203 (Tbc III). Kalkoff [wie Anm. 7], S. 549.

[65]Grundmann [wie Anm. 2], S. 115, 116, 120. Die ‚Anpassung' der Bilder der Patientin der ‚ersten Heilung' gelingt hingegen. Im ‚Thiosemikarbazonbuch' [wie Anm. 1], S. 144 ist noch bei Kalkoff von *1947* die Rede im Text und bei den Bildern. Bei Grundmann ist die Bildunterschrift jetzt dem verlegten Datum ‚angepasst'.

7.5 Zusammenfassung

hoffnungsvollen Experimenten 1943 vom Jahreswechsel 1943/44. Die Montage verschleiert in jedem Fall den wahren Termin des Selbstversuchs, obwohl sie besondere Authentizität vortäuschen soll.[66,67]

7.5 Zusammenfassung

Die unterschiedlichen Datumsangaben für die erste Heilung einer Hauttuberkulose sind nicht zufällig oder aufgrund einer oberflächlichen Literaturrecherche zustande gekommen. Es lassen sich deutlich zumindest zwei Phasen unterscheiden. Bis Anfang der 1990er Jahre wird am 17.05.1947 als Datum der ersten Heilung durch Conteben festgehalten, wobei die Vorgeschichte des Conteben unterschiedlich dargestellt wird. Danach wird dieses Datum von einigen Autoren um fast genau ein Jahr zurückverlegt.[68] Hatte Domagk in seinen Veröffentlichungen zum Conteben nach dem Krieg, konsequent bis in die 1960er Jahre, Wert darauf gelegt, dass in diesen Publikationen nur in-vivo-Versuche frühestens ab 1946/47 beschrieben

---

[66] BAL 316-003-203 (Tbc III). Die von Ehring [wie Anm. 63], S. 450 und Grundmann [wie Anm. 2], S. 116 um ein Jahr rückdatierte ‚erste Heilung einer Hauttuberkulose', bleibt – obwohl zeitlich möglich – gänzlich unerwähnt in Domagk [wie Anm. 29], S. 411. Domagk spricht neben der grundsätzlichen Wirkung lediglich von experimentellen Befunden und bezieht sich auf Domagk et al. [wie Anm. 8]: Diese Arbeit wird Ende Februar 1947 eingereicht, lange nach der angeblichen ‚ersten Heilung'… Im Nachwort jener Arbeit empfiehlt Domagk nicht etwa Thiosemicarbazone, sondern Sulfathiazol zur Behandlung der Tuberkulose. Die völlige Klärung der offenen Fragen, schreibt er da, wird noch Jahre, vielleicht Jahrzehnte erfordern. Auch in einem Antwortschreiben an den Reichs-Tuberkulose-Ausschuss vom 28.09.1944 empfiehlt Domagk Sulfathiazol (Brooke Guthrie, Duke University, Durham N.C., USA verdanke ich dieses Dokument).

[67] Erwähnt werden muss eine Abbildung in Grundmann [wie Anm. 2], S. 120, die bei Kalkhoff [wie Anm. 7], S. 548 und bei Kalkoff [†], Ehring [wie Anm. 63], S. 452 noch den Zusatz „mit herzlichem Dank für die Gastfreundschaft und immer wieder gern in Hornheide! Gerhard Domagk Sept/Okt 1947" und als weitere Unterschrift – unleserlich – Walther Schultze trägt. Dieses Bild wird in dem Videofilm „Gerhard Domagk – ein Pionier der Infektionsforschung" (15:10) von Hundeiker gezeigt, diesmal, vergrößert, nun identifizierbar als Unterschrift Walther Schultze (Unterschriften- Vergleich Hessisches LA 520/16 Nr. 7366). Die Zeichnung zeigt einen der Klinik Hornheide zustrebenden Domagk mit E 698, sehnsüchtig erwartet von Kalkoff und Tuberkulosepatienten. Beide, Domagk wie Kalkoff, begrüßen sich mit einem Gruß, der an den Hitlergruß erinnert. Bei Grundmann ist die Abbildung so geschnitten, dass die Grußadresse Domagks und Schultzes nicht erscheint, genauso wenig wie der Kommentar unter der Zeichnung, dass es sich *um eine Persiflage des Militarismus im gerade untergegangenen NS-Staat* handele. Eine Persiflage Domagks als stramm Deutsch-Nationaler und des NSDAP-Mitglieds Kalkoff? Der Kommentar ist wohl nach 1994 angebracht worden. Walther Schultze, Hautklinikdirektor in Gießen 1935–1945, seit 1931 NSDAP-Mitglied („alter Kämpfer"), bis 1950 von allen Ämtern entbunden, danach wieder Ordinarius in Gießen, 1958 emeritiert.

[68] Vom 14.2. bis 31.08.1947 auf 21.2–10.09.1946. Kalkoff K W (1950) Zur Behandlung der Hauttuberkulose mit Tb I/698/E. In: Domagk et al. [wie Anm. 1], S. 145 und Kalkoff [†], Ehring [wie Anm. 63], S. 450.

werden, so weicht er nur 1948 ein einziges Mal von dieser Regel ab.[69] Diese Regel wird erkennbar 1973 aufgeweicht, als in-vitro- und in-vivo-Versuche des späteren Conteben für 1942 beschrieben werden. Nur ein einziger Autor legt das Datum der ersten Tuberkuloseheilung in die Zeit des Nationalsozialismus, alle anderen verlegen den Beginn der klinischen Versuche auf die Zeit nach dem Krieg.

Befördert wird diese Sichtweise dadurch, dass die älteren Bezeichnungen des später Tb I bzw. TB I genannten Conteben nicht mehr verwendet werden. Diese – Sdt 1041, P 698, P 698/E, P 698/El.??, E 698 – ‚verschwinden' mit der Einführung der Tb-Nomenklatur Ende1947, Anfang 1948, die auch rückwirkend in den kommenden Jahren angewandt wird, wodurch der Eindruck verstärkt wird, dass die klinische Erprobung nach dem Krieg begonnen haben müsse.[70] So schreiben Moncorps und Kalkoff in ihrer vorläufigen Mitteilung zur Heilung der Hauttuberkulosepatientin 1947, sie sei mit E 698 behandelt worden (Anm. 24). Den Namen „Conteben" gibt es zu dieser Zeit noch nicht. Im 1950 erscheinenden ‚Thiosemikarbazonbuch' schildert Kalkoff die nun endgültige Heilung und versieht ein Bild derselben Patientin mit der Unterschrift: *Nach ausschließlicher Tb I 698/E-Behandlung* … In späteren Jahren wird der Zusatz Tb I regelmäßig erscheinen, als hätte es keine ‚Tb-lose' Vorgeschichte gegeben. Kalkoff (1973), Ehring (1994), Grundmann (2001) und Hundeiker (1995/2010/2014) lassen die Vorgeschichte des Conteben, als es noch nicht Tb I hieß, trotz ihrer Verfälschung durchschimmern.

Nach Kalkoff und Hundeiker wird das spätere Conteben 1942 sowohl in vitro als auch in vivo getestet (s. Anm. 7 und 10). Hier liegt ein Irrtum vor, da dieses erst im April 1943 synthetisiert wird. Entweder besteht hier eine Fehlerinnerung oder es kamen früher schon vorhandene, wirksame Thiosemicarbazone

---

[69]Interessant an dieser Arbeit ist, dass bei den Abbildungen im Gegensatz zum Text P 698 ergänzt wird durch ein Tb I, obwohl es zur Zeit des Versuches die Tb-Nomenklatur noch nicht gibt. Diese Literaturstelle bleibt im deutschen Schrifttum gänzlich unbeachtet hinsichtlich der frühen in vivo- Versuche u. a. von P 698. Nur Domagk zitiert sie 1952 in seiner ersten Veröffentlichung zu Neoteben (Naturwissenschaften 1952, 118) und vorher (1949) in dem Literaturverzeichnis in seiner Arbeit in der Schweiz. Z. Pathologie und Bakteriologie, 12, S. 575–596, hier S. 595, ohne jeweils Bezug auf die dort aufgeführten 1943er-in-vivo-Versuche zu nehmen. Selbst in dem ‚Thiosemikarbazonbuch' [wie Anm. 1] erwähnt Domagk nicht seine Arbeit in jenem Band 43 von 1948, sondern die seines Kollegen Wagner-Jauregg. Einzig in der jetzigen englischsprachigen Literaturrecherche beziehen sich Belgorod S et al. (1951) Tibione in the Treatment of Tuberculosis. Diseases of the Chest, 20, S. 2, 18 auf Domagks Arbeit, jedoch genau so wenig Notiz von den invivo- Versuchen 1943/1944 nehmend.

[70]Domagk G (1948) Die experimentellen Grundlagen einer Chemotherapie der Tuberkulose, Beitr. Klin. d. Tuberkulose, Bd. 101, S. 365–394, hier S. 373, 381. Hier wird im Jan. 1948 die Tb- Nomenklatur erwähnt, noch als Tb I/698, Tb II/242, Tb III/1374, Tb IV (Thiodiazolpräparat). Noch in einem Vortrag (07.06.1947) spricht Domagk von 8 bekannten Thiosemicarbazonen in der alten Nomenklatur, ohne die erste Heilung im Mai 1947 zu erwähnen (Die Behandlung bakterieller Infektionen mit Sulfonamiden. Zentralbl. Gynäkologie 69, 833–838, hier S. 837). Ebenso: Domagk, der in Heft 6 der Dermatologischen Wochenschrift 1947/48 noch 8 Thiosemicarbazone mit den ursprünglichen Bezeichnungen (Be…/Sdt…/M…) anführt, redet in Heft 9 von Tb I/698 (S. 358, 551).

7.5 Zusammenfassung

(aus der N- oder O-Reihe) zum Einsatz. Kalkoff hat glaubhaft die erste Heilung unter ‚neuen Bedingungen' einer Hauttuberkulose 1947 vorgenommen.[71] Was mit P 698 (oder anderen Thiosemicarbazonen) während des weiteren Kriegs geschieht, ist ungeklärt. Es spricht viel dafür, dass es noch zu Kriegszeiten klinisch ‚erprobt' wird.[72] Unwahrscheinlich jedoch ist es, dass dieses oder ein ähnliches Präparat mit deren vermutetem Potenzial ungenutzt bleibt, da es Auswege gibt, den geschilderten Mangel an Versuchstieren zu ‚umgehen'. In Domagks Erinnerungen nimmt der Konflikt mit den Chemikern Mietzsch und Klarer wegen der ihrer Meinung nach unzureichenden Würdigung ihres Anteils an der Entwicklung der Sulfonamide viel Raum ein. Ebenso aber auch der Konflikt zwischen Domagk und Hörlein in der Frage, in welchem Ausmaß die Tuberkuloseforschung von der Direktion gefördert wird. Die Drohung, nicht mehr als *uk* von Bayer eingestuft zu werden, steht nicht nur im Raum – eine *termingemäße* Verlängerung unterbleibt.[73] Hörlein, Domagks Vorgesetzter, und Walter Kikuth, Domagks Kollege, gehören zum Kreis derer, die über das weitere ‚Schicksal' Erfolg versprechender Präparate befinden[74] und d. h. oft genug, dass Bayer-Präparate in Menschenversuchen getestet werden, getreu der Kikuthschen Devise, dass die klinische Testung als erweiterter Laborversuch gelte. Mit der zunehmenden Praxis der Menschenversuche und den fast unbegrenzt zur Verfügung stehenden Versuchspersonen – die den Sulfonamidversuchen ausgesetzten Frauen des KZ Ravensbrück nennen sich 1942 *Versuchskaninchen* – sinkt die Hemmschwelle, sodass selbst keinen therapeutischen Effekt zeigende Präparate im KZ getestet werden.[75] Es lassen sich die Konflikte, die Domagk beschreibt, auch als Deckerinnerungen für die weitere klinische Erprobung von P 698 oder als bewusste Vertuschung der tatsächlichen Verhältnisse lesen.[76]

---

[71] In dem Videofilm (https://www.uni-muenster.de/videoportal/video/domagk.html) „Gerhard Domagk – ein Pionier der Infektionsforschung" (2014) ist ein Ausschnitt der Krankenakte (Feb.– Aug. 1947) von Katharina Flütotte, zu sehen (14:25), so wie es Kalkoff [wie Anm. 68] beschreibt. Grundmann und Hundeiker treten in dem Film als Experten und Zeitzeugen auf.

[72] Grundmann [wie Anm. 2], S. 112 legt ungewollt nahe, dass die erste klinische Prüfung im Krieg erfolgt ist, weil er sie im Umfeld von Ereignissen ansiedelt, die in den letzten Kriegsjahren stattgefunden haben.

[73] Domagk [wie Anm. 21], hier S. 191, 192, 207–209. Die zeitliche Zuordnung ist ungewiss.

[74] Roth K H (2009) Die Pharma-Sparte der I.G. Farben im Krieg und ihre Beteiligung an den Medizinverbrechen. Norbert Wollheim Memorial, J. W. Goethe-Universität, Fritz Bauer Institut, Frankfurt, S. 55 (http://www.wollheim-memorial.de/files/1000/original/pdf_Karl_Heinz_Roth_Die_ig_Farben_Industrie_AG_im_Zweiten_Weltkrieg.pdf. Zugegriffen 11.04.2018).

[75] So testet Domagk für Richard Kuhn Dibromsalicil und 3,5′-Dijodsalicylsäure und stellt keine tuberkulostatische Wirkung fest (Domagk [wie Anm. 19], S. 165. Kuhn lässt Dibromsalicil klinisch in Darmstadt-Niederramstadt auf einer Tbc-Station erproben [BAL 316/347-350 und Gunkel H (1996) Geschichte der Nieder-Ramstädter Heime der Inneren Mission. Vorstand der Nieder- Ramstädter Heime, Mühltal, S. 175].

[76] Eine Überschrift bei Klee E [wie Anm. 13], S. 284 heißt: *Ein Bayer-Forscher wird KZ-Arzt*. Dieser Arzt wird viele Präparate von Domagks Sulfonamiden in verschiedenen Konzentrationslagern testen. Es ist kaum anzunehmen, dass dies Domagk verborgen bleibt.

1994 erscheint die Dissertation mit dem Thema: *Leuchten wir mal hinein...: Das Waldhaus Charlottenburg in Sommerfeld/Osthavelland 1905–1945* – ein Stück Berliner Tuberkulosemedizin. In ihr wird mit knappen Worten unter der Überschrift *Nichtideologisierte Bekämpfung* der Tuberkulose während des Nationalsozialismus die Entdeckung der Thiosemicarbazone gestreift, nicht ohne die Zweifelhaftigkeit dieser Einordnung zu bemerken. Auch hier werden fehlende Tierversuche aufgrund der katastrophalen Kriegsverhältnisse dafür verantwortlich gemacht, dass erst 1946 Tb I klinisch eingesetzt wird.[77]

Da sich jedoch *alle* Autoren bei der ersten Heilung einer Hauttuberkulose auf *dieselbe* Patientin beziehen, kann höchstens ein Datum korrekt sein: *Domagks Geheimnis* um die Thiosemicarbazone. Es gibt nach über 70 Jahre keinen Grund, weshalb dieses Rätsel nicht gelöst werden sollte.[78]

Eine Vermutung kann hier am Ende der Recherche formuliert werden. Die synthetisierten, tuberkulostatischen Substanzen der Thiosemicarbazone unterliegen, ähnlich wie das Mesudin/Marfanil bei der Gasbrandtherapie, der Geheimhaltung. Deshalb findet auch diesbezüglich während der NS-Zeit keine Publikation der neuen Arzneimittelgruppe statt. Selbst nach dem Krieg wird nach Möglichkeit die frühe Entwicklungsgeschichte des späteren Conteben, die Zeit von 1941–1945, verschwiegen. Es scheint, als ob die Geheimhaltung noch über die Zeit des Nationalsozialismus hinaus gelte, was auf eine fortdauernde innere Verbundenheit der Beteiligten mit dem „Dritten Reich" und den Korpsgeist unter den Medizinern schließen lässt.

---

[77]Schmitt A (2004) „Leuchten wir mal hinein...": Das Waldhaus Charlottenburg in Sommerfeld/Osthavelland 1905–1945. Dissertation, Charite Berlin, S. 162–163 (https://refubium.fu-berlin.de/bitstream/handle/fub188/1743/4_Kap4.pdf?sequence=5&isAllowed=y. Zugegriffen 18.07.2018).

[78]Natürlich scheint es immer noch Gründe zu geben. Die Fachklinik Hornheide schreibt 2007 zum 75jährigen Jubiläum ihres Bestehens in ihrer Festschrift: *... das spätere Conteben, dessen Verträglichkeit er [Domagk] zunächst in Tierexperimenten und dann in 2 Selbstversuchen testete. Das neue Medikament wurde in verschiedenen Kliniken an Patienten getestet: bei Lungentuberkulose war die Wirksamkeit umstritten, die Prüfung bei Hauttuberkulose war sehr oberflächlich und bei Kehlkopftuberkulose wurde eine Besserung festgestellt. Domagk wandte sich* **darauf** [fett nicht i.O., DS] *an Professor Moncorps, den damaligen ärztlichen Direktor der Universitätshautklinik und der Klinik Hornheide, und an seinen Oberarzt in Hornheide, K.-W. Kalkoff. Kalkoff wählte für die Behandlung Dauerpatienten aus, die trotz Einsatz aller in der Heilstätte vorhandenen Methoden sehr ausgeprägte Lupusherde hatten. Nach monatelanger Anwendung des neuen Präparates konnten bei vier Patienten 1947 dauerhafte Heilungen erzielt werden* (https://fachklinik-hornheide.de/fkhmp/fk-hornheide/content/e5/.../HH_Festschrift_ger.p..., S. 20. Zugegriffen 10.11.2018). Die ausgiebige Literaturrecherche wäre wahrscheinlich nicht in dieser Form erfolgt, wenn diese Festschrift gründlicher studiert und nicht erst lange nach Fertigstellung der Arbeit (28.07.2018) eine neue Version der Entwicklungsgeschichte des Contebens in ihr fast zufällig gefunden worden wäre. Diese Version steht in deutlichem Gegensatz zur ersten nach dem Krieg publizierten Veröffentlichung zu den Thiosemicarbazonen: sie verlagert die erste klinische Testung in andere Kliniken und lässt auch weiterhin viele Fragen offen.

Die von Hundeiker getroffene Feststellung, die erste klinische Erprobung von P 698 sei im Krieg erfolgt, dürfte identisch sein mit der Aussage in der Festschrift der Klinik Hornheide, P 698 sei *in verschiedenen Kliniken* mit nicht zufriedenstellendem Ergebnis erprobt worden, bevor die klinische Prüfung 1946 in Hornheide beginnt, die dann – so Hundeiker weiter – wissenschaftlichen Kriterien genügt. Dass besonders aussichtsreiche Präparate noch in der NS-Zeit klinisch getestet werden, ließ sich mit Sicherheit nur schwer behaupten und nur vermuten, auch wenn die in der Festschrift der Klinik Hornheide geäußerte Mitteilung darauf hinweist.

Mehr als ein Hinweis auf klinische Versuche mit Thiosemicarbazonen ist eine Mitteilung des Albert-Jesionek-Krankenhauses (gehört als Lupusheilstätte zur Gießener Hautklinik, die Walther Schultze (1893–1970) leitet, der Domagk verbunden ist (Anm. 32). In einem Schreiben von Mai 1944 wird über die Behandlung von Tuberkulosekranken mit „Marfanil rot" und mit „Marfanil gelb" berichtet, eine Substanz, die nicht näher beschrieben und unbekannt ist. Noch im März 1944 zählt Domagk das gelbe P 698 zu den aussichtsreichsten Thiosemicarbazonen, für das *eine Weiterentwicklung von Interesse* ist.[79] Das würde auch erklären, dass Walther Schultze die Grußadresse an die Klinik Hornheide neben Domagk 1947 unterschreibt: Er also als Kliniker und kompetenter Ratgeber bei den ersten klinischen Nachkriegsversuchen mit P 698 zur Verfügung steht.

7.6 Ausklang

Es wird in den Anfang der 1960er Jahre geschriebenen Erinnerungen Domagks von ihm ein Brief vom Februar 1944 aufgenommen. Erst mokiert er sich ein wenig über seinen Inhalt, um seine Gefühle im Griff zu behalten. Eine schmerzgequälte und aufgrund eines eiternden Ausschlags entstellte Frau wendet sich in ihrer Not an ihn, bringt jedoch den großen Sulfonamid-Forscher mit der Penicillin-Entdeckung in Zusammenhang und bittet um Hilfe. Und sie stellt eine

---

[79]BAL 316-003-201. Schreiben des Albert-Jesionek-Krhs., Gießen vom Mai 1944. Mitgeteilt werden lediglich Patientennamen von an Tuberkulose Erkrankten, Behandlung mit Marfanil gelb/rot, stationäre Aufenthaltszeit und Tuberkuloseart. Keine Angaben über Erfolg der Therapie. – Path. Labor. Prof. Do./S vom 07.03.1944 (Kl. Laborwerte/Untersuchungsergebnisse). – In der Arbeit in den FIAT-Reviews [wie Anm. 19] erwähnt Domagk seinen in der 1944er Auflage des „Domagk/Hegler"-Buches gegebenen Rat zu einem orientierenden Stichversuch in der Klinik mit den bisher vorhandenen Substanzen (das sind P 306, 307, 309, O 278, P 698, Q 242 u. a.). Er bedauert, dass *in der Praxis noch kein(en) Gebrauch in größerem Umfang gemacht worden sei. Jedenfalls sind mir bisher überzeugende Ergebnisse … nicht bekannt geworden …* (S. 172). Diese Aussage steht nicht im Widerspruch dazu, weil es sich bei der klinischen Erprobung von Marfanil gelb um einen einzelnen Stichversuch handeln könnte. Auch haben die 1946/1947 in größerem Umfang begonnenen klinischen Versuche noch zu keinen überzeugenden Ergebnis bisher geführt: Domagk schreibt diesen Artikel (im FIAT-Buch) Ende 1947.

ungewollte Nähe her: Sie arbeite auf einem Kaninchenhof, von dem 250 Tiere zur Serumgewinnung an seine Adresse nach Wuppertal geschickt worden seien. Als Kommentar – er lässt offen, ob er geantwortet hat – fügt er fast 20 Jahre später hinzu und es klingt harsch: *Mit den erwähnten Pilzarbeiten habe ich nicht das geringste zu tun; diese Arbeiten wurden zunächst in England und Amerika in Angriff genommen.* Domagk kann hier nicht helfen. Für ihn ist seine Verhaftung durch die Gestapo im November 1939 wegen vermeintlicher internationaler Kontakte zu gegenwärtig. So klingt sein Kommentar wie die Antwort eines Beschuldigten im Verhör, der sich rechtfertigt. Aber vielleicht wird Domagks Reaktion auf den Brief auch durch seinen Groll erklärbar, dass er nicht offen reden kann über die bedeutsame Entwicklung der Thiosemicarbazone – vielleicht waren die Kaninchen für die Tuberkuloseforschung bestimmt? – und dass er sich zudem beim INH den Ruhm mit Anderen teilen muss?[80]

Die Erwähnung einer Ehrung – wahrscheinlich für seine Sulfonamidforschung –, die ihm 1943 zuteil wird, des Robert-*Koch-Preis(es),* über die nur eine Briefnotiz eines befreundeten Professorenkollegen aus Münster berichtet, lässt daran denken, dass seine Tuberkuloseforschung, die ihn lange begleitet, nicht in angemessener Weise geehrt wird.[81] Der bedeutende, viele Menschenleben rettende

---

[80]Domagk [wie Anm. 21], S. 236. Auch die bedrängende Erinnerung seines Professorenkollegen in Münster, des Mathematikers Behnke, Domagk habe ihm in ihrer letzten Begegnung noch etwas mitteilen wollen, sei in diesem Zusammenhang erwähnt. Überhaupt muss an die auffallende Publikationsstille Domagks im Jahr 1944 gedacht werden. Lediglich von einem Vortrag im Januar in Göttingen wird in der eingesehenen Literatur berichtet. Ähnlich Bettin H (2015), Die zwei Seiten der Sulfonamid-Forschung in: Gesundheit braucht Politik/Z. für eine soziale Medizin, S. 9–11, hier S. 11. Der Autor macht die zunehmende Zerstörung von Bayer-Elberfeld und eine mangelnde Gesundheit hierfür verantwortlich. Domagks eigene Erinnerungen widersprechen diesen Vermutungen. Domagks Name fehlt auffällig 1944, 1945, 1946. Ein Dankschreiben vom 31.01.1945 ist überliefert, in dem er sich für die Ehrendoktorfeier am 30.01.1945 beim Münsteraner Rektor Siegmund bedankt (Kap. 9). Entweder war Domagk in der letzten Kriegsphase in bisher unbekannt gebliebene Kriegsforschung verwickelt oder/und die damalige I.G. Farben wollte für die Nachkriegszeit einen ‚unbelasteten Gestapo-Gefangenen' Domagk ‚aufbauen'. Es fällt geradezu auf, dass sein Name unerwähnt bleibt. Sein Kollege Walter Kikuth publiziert hingegen ab 1946. Er scheut sich nicht (Hulverscheidt [wie Anm. 39], S. 154/155) über „Neue Forschungsergebnisse und praktischer Erfolg in der Seuchenbekämpfung" zu schreiben (Dtsch. Med.Wochenschr. 71, S. 161–164) und streift dabei Sulfonamide und im Speziellen Marfanil; er verzichtet hier, entgegen seiner üblichen Art, auf die Nennung von Domagks Namen. (Eine weitere Veröffentlichung – Kikuth W, Bock M (1946) Zur Inhalationstherapie der experimentellen Bronchopneumonie mit Sulfathioharnstoff, ebendort 71, S. 125–128 – bekräftigt diesen Befund).

[81]BAL 316/2.94, Brief v. 22.06.1943, Studienfreund Loebell an Domagk. Nur in dieser Literaturstelle wird hiervon berichtet. Sein Professorenkollege Siegmund erwähnt im Dez. 1943 eine Deutsche Liebig-Medaille, mit der Domagk geehrt worden sei (Universitätsarchiv Münster, Bestand 9, Nr. 336); auch die Bemerkung des Gauhauptstellenleiters vom April 1941, Domagk sei vom Führer geehrt worden, muss ebenso im Dunkeln bleiben. Dass es eine Ehrung gegeben hat, ist wahrscheinlich. Mietzsch, der als Chemiker für Domagk Sulfonamide synthetisiert, schreibt in seinem Fragebogen zur Entnazifizierung, ihm sei 1941 und 1942 das KVK 2. und 1. Klasse für die Forschungsarbeiten über Atebrin und Sulfonamide verliehen worden (LA

7.6 Ausklang

Sulfonamid- und Tuberkuloseforscher Domagk, der im Februar 1938 mit einem Hitlergruß seinen Vortrag vor dem *sudetendeutschen Ärzteverein in Aussig* (Ústi nad Labem, ČSR) beginnt, dem *tiefsten bedrängten Sudetenland* zu Hilfe eilend, der Domagk, der auf Hitlers Befehl im November 1939 als ‚Gestapo-Gefangener' festgesetzt wird, der Domagk, der unbeschwert vorher und in den kommenden Jahren ab 1940 seine Auslandsaufenthalte genießt, der Domagk, der am 30.01.1941 zum *Gründungstag des 2. und 3. Reiches* in Münster den Festvortrag hält, der von Hitler im Frühjahr 1944 als Ritterkreuzträger ausgezeichnet und zum *Berater* Karl Brandts ernannt wird und der Domagk, der sich als Opfer des Nationalsozialismus und der Alliierten sieht, sind ein und dieselbe Person.[82]

Jetzt wird auch verständlich, warum Grundmann Domagk als *ersten Sieger über die Infektionskrankheiten* bezeichnet: Er gehört zu den noch lebenden Mitwissern der verschworenen Gemeinschaft um Domagk. Domagk rechnete sich, wenn nicht zum ‚einzigen' Sieger, so doch zum ‚ersten' Sieger über die Infektionskrankheiten. Doch wie hoch ist der Preis hierfür, den Domagk zahlen muss? Seine Tuberkuloseforschung muss zurücktreten und erhält nicht die ihr zustehende Würdigung.

NRW, Abteilung Rheinland, NW 1022-M, 8357). Sowohl Siegmund in seinem Schreiben an Göring [Universitätsarchiv Münster (Bestand 9 Nr. 336)] als auch Borger (s. Kap. 9), der Leiter des Amtes Wissenschaft beim NSDDB (IfZ, MA 116 Rolle 4) erwähnen eine (goldene) Liebigmedaille bzw. -gedenkmünze, die Domagk verliehen worden sei. – 1975 schreibt Helmut Böger über Domagk, dem er in seinem Buch „Berühmte & berüchtigte Wuppertaler" ein Portrait widmet: ... *Aber was Zivilisten hilft, das hilft auch Soldaten. Domagks Forschungen, die sich im Krieg mehr und mehr auf die Chemotherapie der Tuberkulose konzentrierten, waren kriegswichtig. Adolf Hitler verlieh dem Stabsarzt der Reserve das Ritterkreuz zum Kriegsverdienstkreuz. Vielleicht als Nobelpreis- Ersatz und mit der Auflage, die Auszeichnung geheim zu halten. Man wollte die Alliierten nicht auf die Wichtigkeit der Elberfelder Forschungen aufmerksam machen...* Eine in der Familie Domagk überlieferte Erinnerung, die mehr verdeckt als sie preisgibt? (Fundstelle aus: Bovet D (1988) Une chimie qui guérit – Histoire de la découverte des sulfamides. Payot, Paris, S. 147). Oder ist die Erwähnung von Hitlers Auflage der Versuch einer Begründung für Domagks langes Schweigen? Ein Hinweis auf eine Geheimhaltung der Thiosemicarbazonforschung? Schon in dem Benachrichtigungsschreiben vom 10.02.1944 des Münsteraner Rektors hatte es geheißen: *Ich bitte Sie, diese Mitteilung vorerst als eine vertrauliche zu betrachten und erst nach Aushändigung der hohen Auszeichnung sie weiteren Kreisen bekannt zu geben* (Domagk [wie Anm. 21], S. 230). In der Korrespondenz mit dem Reichsgesundheitsführer–Auslandsabteilung wird ihm am 16.06.1944 zur Verleihung gratuliert (BAL 316/2.81).

[82]Genau genommen reist Karl Brandt eigens nach Wuppertal, um Domagk am 13.04.1944 das Ritterkreuz des KVK zu überreichen (BAL 316/2.73). Domagk [wie Anm. 21], S. 80, 132, 138, 162, 165, 174, 224 und 230. – LA NRW, Abteilung Rheinland, Bestand NW 1022-D, Nr. 8351 (Bericht über die Verleihung des Nobelpreises, 1945).

Kapitel 8
Catel und die Mammolshöhe

Auf der Mammolshöhe im Taunus liegt eine Lungenheilstätte für tuberkulosekranke Kinder und Jugendliche. Im Februar 1947 wird die Leitung dieser Einrichtung Werner Catel übertragen,[1] der bis Kriegsende Professor für Kinderheilkunde in

---

[1]Wlhelm von Drigalski, im Ersten Weltkrieg hoher Sanitätsoffizier, ständisch denkend, ab 1925 Leiter des öffentlichen Gesundheitswesens in Berlin, begrüßt die Einführung der allgemeinen Wehrpflicht 1935 [Drigalski W v. (1939) Der Aufstieg des Sanitätskorps. G. Stalling, Oldenburg i. O., S 157. Klee E (2001) Deutsche Medizin im Dritten Reich-Karrieren vor und nach 1945. Fischer, Frankfurt a. M., S. 315, 343]. Drigalski, Leiter der Medizinalabteilung im Hessischen Innenministerium, bietet ihm, Catel, diese Stelle an, bevor Drigalski im gleichen Jahr suspendiert wird, nachdem er sich auffällig um die Einstellung von NS-Medizinern bemüht. In einem diesbezüglichen Gerichtsverfahren wird er freigesprochen: Topp S (2017) Deutsche Vereinigung für Jugendpsychiatrie. In: Fangerau H, Topp S, Schepker K [Hrsg] Kinder- und Jugendpsychiatrie im Nationalsozialismus und in der Nachkriegszeit. Springer-Verlag Deutschland, Berlin, S. 382), erwähnt die Bemühungen Drigalskis, die schwer NS-belasteten Mediziner Schnell, Rose und v. Verschuer im hessischen Umfeld zu etablieren. Der sich in den 1930er Jahren radikalisierende Walter Schnell war im Gesundheitsamt Halle tätig, das unter der Leitung des *Rassenhygienikers* Wilhelm v. Drigalski stand. Seit 1921 wird dort eine *Kartothek von Schwachsinnsfamilien* aufgebaut [Hirschinger F (2003) „Zur Ausmerzung freigegeben", Halle und die Landesheilanstalt Altscherbitz 1933–1945. Böhlau, Köln, S. 49]. – Zu Catel: Petersen H-C, Zankel S (2003) Werner Catel – ein Protagonist der NS-„Kindereuthanasie" und seine Nachkriegskarriere. Med. hist. J. 38, S. 139–173. Catel zählt Volhard zu seinen klinischen Lehrern (Universitätsarchiv Halle-Wittenberg, Rep. 29, Nr. 281). Seit seinem Studium in Halle ist er Volhard freundschaftlich verbunden. – Wie verwoben die Verhältnisse sind, zeigt die Tatsache, dass 1945 und 1960 Anzeige gegen Catel von dem Hamburger Pädiater Rudolf Degkwitz, der als *Einzelgänger* (van den Bussche H [Hrsg] (1989) Medizinische Wissenschaft im „Dritten Reich". Reimer, Berlin,

---

Ein Artikel: Bebenburg P v. **Arzt tötete Kinder bei Arzneitests. Frankfurter Rundschau,** 21. Februar 2018, war maßgeblich für diese Recherche. Zugrunde liegt dem Artikel in der FR: Gerst T (2000) Catel und die Kinder. Versuche an Menschen – ein Fallbeispiel 1947/1948. 1999 – Zeitschrift für Sozialgeschichte des 20. und 21. Jahrhunderts 15, S. 100–109.

Leipzig ist. Er ist maßgeblich für die „Kindereuthanasie" verantwortlich. Dennoch wird er im Entnazifizierungsverfahren in Wiesbaden als „Unbelastet" eingestuft.

Bereits im März 1947, so Gerst, beginnen klinische Tests mit Tb I unter dem neuen Chef mit fachkundiger Beratung von Domagk, der herbeieilt, als es schon bald zum ersten tödlichen Behandlungsfall kommt.

Aus einem Schreiben des Bayer-Büros/Kronsberg an Domagk vom 08.04.1947 geht hervor, dass Catel an Bayer herangetreten sei, um sein Interesse an der klinischen Prüfung von TBI/698 zu bekunden. Diese habe um den 20.03.1947 begonnen mit einer erheblich niedrigeren Anfangsdosierung als in den von Domagk entworfenen Richtlinien empfohlen werde. Auch nach dem (ersten) Todesfall spreche sich Catel für eine Fortführung der Prüfung aus, *da er ja auch Positives gesehen habe.* Der fragliche erste Todesfall infolge Tb I-Behandlung im Juni 1946 bei Philipp Klee in Wuppertal ist offensichtlich dem Bayer-Büro unbekannt. Zum Schluss wird Domagk eindringlich gebeten, möglichst schnell Kontakt zu Catel aufzunehmen, nachdem dieser darum ersucht habe.

Eine rasche Veröffentlichung dieses Todesfalles, nicht etwa von Domagk gefordert, lehnt Catel unter Verweis auf die schwierige Lage von I.G. Farben ab. Als es innerhalb kurzer Zeit zu einem erneuten Todesfall kommt, spitzen sich die Differenzen zwischen Catel und seiner Oberärztin wegen der *katastrophalen Ergebnisse im Zusammenhang der ersten Versuche mit Tb I 698* zu, so zitiert Thomas Gerst den Ehemann der Oberärztin, der als Mediziner die Obduktion des ersten gestorbenen Kindes vornimmt.

Der Obduzent des zweiten Todesfalles stellt in seiner Epikrise am Schluss fest: *... Angesichts des akuten klinischen und morphologischen Bildes einer akuten, abseits des Tuberkulosegeschehens liegenden Schädigung ist die Frage einer kumulativ wirkenden Noxe zu erwägen.*

Die Oberärztin verhindert durch sofortiges Absetzen des Medikaments weiteres Unglück und nimmt deswegen Kontakt mit der vorgesetzten Behörde auf. Catel fühlt sich sich beim *Landeshauptmann* diffamiert und schreibt an Domagk Anfang August 1947: *Die Angelegenheit ist so unglaublich und steht außerhalb jeder Diskussion, daß ich mich nicht weiter verbreitern möchte. Ich wurde jedoch vom Ministerium dieserhalb interpelliert, stieß aber auf ein großes Verständnis*[2] Erst ein dritter Todesfall zwingt die vorgesetzte Behörde, ein Gutachten erstellen zu

---

S. 402, 433) oppositionelle Kräfte unterstützte, gestellt wird. In der Entnazifizierungsakte des Hamburger Chirurgie-Ordinarius Konjetzny, dem Domagk ein engagiertes Entlastungszeugnis („Persilschein") ausstellt, ist eine Anzeige Konjetznys über Degkwitz (wegen ungebührlichen Verhaltens) an den Rektor vom Juni 1943 enthalten – drei Monate vor der Verhaftung von Degkwitz, der 1944 zu 7 Jahren Zuchthaus verurteilt wird. 1948 emigriert er auch wegen der laxen Entnazifizierung in die USA.

[2]BAL 316-003-204: Sectionsbericht und Epikrise. Bayer-Büro an Domagk vom 08.04.1947. Klee E [wie Anm. 2], S. 270. BAL 316-003-207. Brief vom 05.08.1947, Catel an Domagk.

8 Catel und die Mammolshöhe

lassen von dem berühmten Internisten Franz Volhard, dem väterlichen Freund von Catel.[3] Er kommt zu dem Schluss, dass die Vorhaltungen gegen Catel unbegründet seien, im Gegenteil, *eine Verpflichtung bestehe, das neue offenbar recht wirksame Präparat angesichts der Hoffnungslosigkeit der Erkrankung und ihrer bisherigen arzneilichen Therapie weiter zu erproben und mit der durch die Erfahrung gewachsenen Vorsicht zu verwenden.* Dieses Urteil ist um so unverständlicher, als Volhard ein Bericht eines Kinderarztes des Wuppertaler Krankenhauses vorliegt, der von zum Teil heftigen Nebenwirkungen des Präparats spricht, die allerdings sofort verschwinden, wenn das Präparat abgesetzt wird. Ein zweiter Bericht stammt aus der Lupusheilstätte Hornheide, in der es im Juli 1947 zu einem Todesfall unter Conteben bei einem Mädchen kommt. Auch hier wird zu besonderer Vorsicht gerade bei Kindern geraten. Alle weiteren Bemühungen des Ehemanns der Oberärztin jedoch verpuffen:[4] Für die Medizinalabteilung ist der Fall Ende 1947 abgeschlossen. Erst ein vierter Todesfall Anfang 1949 mahnt Catel zur Vorsicht und lässt Kalkoff im Mai 1949 in einem Vortrag sagen: *… sind wir – und das entspricht auch der Einstellung von Domagk – mit der Anwendung von TB I 698/E bei Kindern zurückhaltend geworden…* Nur Catel erinnert sich an die Besuche Domagks auf der Mammolshöhe, wo sie sich nach getaner Arbeit so manches Mal bei Wein über den gemeinsam geschätzten Ernst Nolde unterhalten hätten – von den toten Kindern ist keine Rede.[5]

---

[3] Der 73jährige Volhard wird 1945 von den Amerikanern als Klinikdirektor der Frankfurter Universitätsklinik eingesetzt. 1946 versucht er vergeblich zusammen mit Heilmeyer das Gericht im Nürnberger Ärzteprozeß von der Harmlosigkeit der Versuche zur Trinkbarmachung von Meerwasser zu überzeugen, die unter Beiglböck (Wiener Professor) im KZ Dachau ausgeführt wurden. (Nach Beiglböcks Entlassung aus dem Gefängnis 1951 findet dieser bei Heilmeyer eine Stelle.) 1949 bescheinigt Volhard Catel in einem Gutachten, seine Beteiligung an der Euthanasie sei aus ärztlicher Sicht nicht zu beanstanden [Topp S (2015) Geschichte als Argument in der Nachkriegszeit. V&R unipress, Göttingen, S. 103, 104]. – Volhard ist u. a. „förderndes Mitglied" der SS von 1933–1939 [Kronschwitz C (1997) Franz Volhard. Leben und Werk, Sinemis, Frankfurt, S. 160] und (NS)-Opferring [Klee E (³2011) Das Personenlexikon zum Dritten Reich. Wer war was vor und nach 1945. Fischer, Frankfurt a. M., S. 644]. Eine Mitgliedschaft in der NSDAP wird (wohl schon früher) wegen seiner Freimaurerzugehörigkeit abgelehnt. (Volhard selbst datiert einen vergeblichen und nicht weiterverfolgten Antrag nach Kriegsende auf das Jahr 1942, den er stellt, um das Eigentum seines „jüdisch versippten", emigrierten Sohns zu retten.) Volhard und Drigalski lehren zur gleichen Zeit an der Universität Halle. – Ellerbrock D (2004) („Healing Democracy"-Demokratie als Heilmittel. Dietz, Bonn, S. 357–444) beschäftigt sich ausführlich mit der Tuberkulose in den Nachkriegsjahren 1945–1949 im Wechselspiel der deutschen Gesundheitsbehörden mit der amerikanischen Besatzungsmacht, mit besonderem Augenmerk auf die psychischen und sozialen Implikationen dieses Themas in der Nachkriegszeit.

[4] Insbesondere kritisiert er heftig und vergeblich, dass die Kinder ohne Einwilligung der Erziehungsberechtigten behandelt worden seien. Uber den weiteren beruflichen Werdegang des couragierten Arzt-Ehepaares wird nicht berichtet.

[5] Gerst [Seite 109 unten], S. 108. Kalkoff K W (1948) Ergebnisse und Nebenwirkungen der Chemotherapie (Tb I E698) bei Hauttuberkulosen mit arbeitshypothetischen Ruckschlussen auf den Wirkungsmechanismus. Beitr. Klin. Tuberkulose 101, 395–404. Catel W (1974) Leben im Widerstreit. Bekenntnisse. Glock und Lutz, Nurnberg, ab S. 84. Nur Ryan F (1992) Tuberculosis: The Greatest Story Never Told. Swift Publishers, Bromsgrove, S. 310), erwahnt Werner Catel und die Mammolshohe, jedoch ohne weiteren Kommentar.

In seinem Vortrag „Über die Behandlung der kindlichen Tuberkulose mit Thiosemikarbazon" im August 1948 geht Catel auf 2 der bisherigen 3 Todesfälle ein. *Es muß nachdrücklich betont werden, daß die perorale Applikation des Thiosemikarbazons auch in der mitgeteilten vorsichtigen Weise das Auftreten toxischer Erscheinungen zur Folge haben kann, die an stets wiederkehrenden Initialsymptomen ... bemerkbar werden. Bei sorgfältiger Beachtung derselben und sofortiger [letztes Wort kursiv i. O., DS] Absetzung des Mittels ... können bedrohlichere Symptome anscheinend immer verhütet werden. In Unkenntnis dieser Erfahrungstatsache am Beginn der neuen Therapie stieß uns das furchtbare Unglück zu, bei 2 Patienten trotz Beachtung aller Sorgfaltspflichten den tödlichen Ausgang nicht abwenden zu können.* Nichts Anderes hatte die behandelnde Oberärztin von Beginn an vergeblich gefordert. Ein vierter Todesfall sollte sich 1948/1949 ereignen. Zur Zeit seines Vortrages ist es bei 61 behandelten Patienten – diese Zahl nennt er – zu drei Todesfällen gekommen. Im „Tuberkulosearzt" wird Catel anlässlich der gleichen Veranstaltung so zitiert: ...*Erfolge bei Knochen-Gelenk- und Arm- und Kehlkopftuberkulose rechtfertigen trotz manchmal toxischer Wirkungen die Anwendung von Tb I auch im Kindesalter...* Das ist der Tenor des Volhardschen Gutachtens. Auch auf der Frühjahrstagung 1949 der Rhein.-Westf. Tuberkulose-Vereinigung wird von einer erfolgreichen Tb I-Therapie übereinstimmend gesprochen. Sie wird von einem Redner sogar als *wertvolles, unschädliches Adjuvans auch bei der kindlichen Skelettuberkulose* bezeichnet. Gehrt, Chefarzt der Kinderabteilung am Städt. Krankenhaus Wuppertal und einer der ersten klinischen Prüfer von P 698/Tb I 1946: ... *Die z. Zt. übertriebene Angst vor TB I-Medikation bei Kindern ist nicht berechtigt.* In einer Dissertation über Otto Julius Grütz, Hautklinikchef in Bonn seit 1934, langjähriger Freund von Domagk und früher klinischer Prüfer des späteren Conteben, wird er zitiert, *daß es sich lohnt mit der Anwendung des Präparates ein gewisses Risiko einzugehen.* (Noch im September 1947, angesichts der Vitamin D-Behandlung, redet er davon, dass die Befunde fast das Vertrauen in die Chemotherapie erschüttern könnten.)[6] Diesem *gewisse(n) Risiko* – mindestens 7 Todesfälle – tragen Domagk

---

[6]Catel W (1949) Über die Behandlung der kindlichen Tuberkulose mit Thiosemikarbazon. Monatsschr. Kinderheilkunde 97, S. 183–185. Von ihm – auch von Sturm A [wie Anm. 10] – wird kein Beitrag in das ‚Thiosemikarbazonbuch' von 1950 [Domagk G et al. (1950) Chemotherapie der Tuberkulose mit den Thiosemikarbazonen. Thieme, Stuttgart] aufgenommen. Zwei Mitarbeiter Catels berichten im Sommer 1948 über zwei der drei bis Ende September 1947 aufgetretenen Todesfälle (Dtsch. Med. Wochenschr. 74 (1949), S. 118–121). Catel W (1949) Tagungsberichte. Der Tuberkulosearzt 3, 160 und Tagungsberichte S. 591–597. Schulz E A (1982) Otto Julius Grütz. Dissertation, Universität Bonn, hier S. 83. – BAL 316-003-204: Bericht über Herbsttagung Rhein.-Westf. Dermatologen 1947. – Böhm F (1946), dessen Arbeit: Der aktuelle Stand der Forschung über neue Chemotherapeutika gegen die Tuberkulose. Dtsch. Med. Wochenschr. 71, S. 128–130, hier S. 128 von Domagk in die Literaturliste aufgenommen wird, schreibt, die Ereignisse der Mammolshöhe vorwegnehmend: ...*daß es zu schweren Schäden führen kann, wenn Patienten über neue Therapiemöglichkeiten falsch informiert werden, besonders dann, wenn diese falsche Unterrichtung zu einer Änderung ihrer bisherigen günstigen Einstellung zu den zur Zeit üblichen Behandlungsmethoden gegenüber führen würde...* Ähnliches wirft die behandelnde Ärztin Catel vor.

und Kalkoff ab Mai 1949 endlich Rechnung, indem sie die Indikation bei Kindern *zurückhaltend* stellen.

Die Vorkommnisse auf der Mammolshöhe müssen neu beurteilt werden, nachdem P 698/Tb I bzw. Vorgängerpräparate sehr viel früher klinisch angewandt werden; zudem liegen dem Gutachter Volhard Mitteilungen von Ärzten vor, die vor den toxischen (auch letalen) Nebenwirkungen gerade bei Kindern warnen; auch nachdem Kalkoff ab 1947 eine Behandlungsalternative mit Vitamin D2 vorliegt, die sofort in seiner Klinik nach Auftreten von Nebenwirkungen von Tb I ergriffen wird. Man könnte einwenden, dass diese Behandlungsalternative nur bei der Hauttuberkulose gegeben ist, bei den anderen Formen der Tuberkulose, hier der Gelenktuberkulose, umstritten ist.[7] Eindeutig klar hingegen ist und alle Autoren sind sich darin einig, dass sofortiges Aussetzen der Behandlung mit Tb I nach Auftreten von deutlichen Nebenwirkungen geboten ist, um diese zum Abklingen zu bringen. Dies gilt gerade für die behandlungsbedürftigen Kinder und Jugendlichen, die in besonderem Maß von den Nebenwirkungen betroffen sind.

Nach Hundeiker ist Tb I bereits ab 1943 klinisch getestet worden. Die erste Heilung einer Hauttuberkulose erfolgt nach ihm 1943 und nicht, wie in den wissenschaftlichen Publikationen genannt wird, 1946 oder 1947. In dem ‚Thiosemikarbazonbuch' erscheint der Aufsatz von Kalkoff mit der genauen Datierung der Einnahme von Tb I im Jahr 1947.[8] Wie lässt sich erklären, dass die toxischen Nebenwirkungen von Conteben oder einem früheren Thiosemicarbazon, besonders bei Kindern, nach wahrscheinlich längerer klinischer Testung (1943–1946) ab 1947 mindestens sechs Todesfälle hervorrufen, nachdem ein weiterer Todesfall für 1946 in der Literatur beschrieben ist?[9]

---

[7]Gerst [Seite 109 unten] schreibt: *Der Tod von 4 Kindern, die an Gelenktuberkulose litten und bei herkömmlicher Behandlung gute Aussichten auf Heilung gehabt hätten, war für diesen* [späten, DS] *Erkenntnisgewinn Catels* [Kontraindikation Contebens bei Kindern unter 6 Jahren, relative Kontraindikation bei Jugendlichen unter 12 Jahren] *nötig gewesen* (S. 108). Lerch H, Priessnietz O (1950) in: Lung 103, S. 344–356, erwähnen *optimistische* Behauptungen ungewöhnlicher Behandlungserfolge (4 Mitarbeiter Catels [1949]) über vorsichtig beurteilende [1948/1949] bis hin zu *ablehnenden* [1949] Stimmen einer Tb I-Behandlung der Knochen- und Gelenktuberkulose. In der Arbeit von Hasche-Klünder R, Laimbach G (1949) heißt es: *…Als toxische Nebenwirkung des TSC [Thiosemicarbazons] kommen vor allem L e b e r s c h ä d e n und E x a n t h e m e* [Sperrung i. O., DS] *in Betracht. Solche Leberschäden können besonders im Kindesalter bedrohliche Formen annehmen…* (Dtsch. Med. Wochenschr. 74.2, S. 1135–1138, hier S. 1138). Auf dem Deutschen Therapiekongreß im Sept. 1949 wird neben Erfolgen der Tb I-Therapie von der auch mit den neuen Chemotherapeutika nach wie vor unbeeinflussbaren kindlichen Tuberkulose berichtet (Der Tuberkuloseartzt 3, S. 705–707).

[8]Kalkoff K W (1950) Zur Behandlung der Hauttuberkulose mit Tb I/698/E. In: Domagk et al. [wie Anm. 7], hier S. 145: vom 14.2. bis 31.08.1947… bzw. S. 161: gesamte Behandlungszeit 12.2. bis 14.10.1947.

[9]Klee P (1950) Die Chemotherapie der Lungentuberkulose mit Thiosemicarbazonen. In: Domagk et al. [wie Anm. 7], S. 267–301, hier S. 270. Insgesamt sind bei dieser Recherche 7 Todesfälle unter Tb I-Medikation beschrieben (Catel, Kalkoff, Klee P und Sturm A (1949) Zweijährige Erfahrungen mit Thiosemicarbazonen (Tb I/698) bei schweren Lungentuberkulosen. Dtsch. Med. Wochenschr. 74, S. 726–732). Inwieweit es bei weiteren, unveröffentlichten oder nicht aufgefundenen Publikationen über Tb I-klinische Versuche zu Medikament bedingten

Erklären ließe sich dies damit, dass toxische Nebenwirkungen im Nationalsozialismus hingenommen werden, zumal bei Tuberkulosekranken. Dies erscheint heute undenkbar. Wenn das lang anhaltende Schweigegebot die klinischen Versuche in Hornheide oder anderswo 1943–1945 vertuschen soll, weil es Versuche am Menschen gewesen sein könnten, macht es wohl eher Sinn.

Eine Frage, die sich sofort aufdrängt, ist die, ob P 698/Tb I oder eines der Vorgängerpräparate auch anderswo zu Kriegszeiten klinisch getestet werden und darüber nicht berichtet wird.[10] Oder waren die vier Todesfälle von der Mammolshöhe Folge eines unglücklichen Zusammentreffens eines Medikamentes, dessen Dosierung besonders bei Kindern noch ungewiss ist, mit einem Kinderarzt in leitender Stellung, den man als „Kindereuthanasiearzt" bezeichnet, der diesen Chefarztposten seiner ‚guten' Beziehung zu Volhard verdankt und der sich selbstherrlich, der Rückendeckung im Ministerium gewiss, über Warnungen hinwegsetzt und ein *gewisses Risiko* einzugehen bereit ist. Neben der besonderen Vater-Sohn-Beziehung zwischen Volhard und Catel ist auch an den ausgeprägten Korpsgeist unter Medizinern zu erinnern, den selbst weniger oder gar nicht involvierte Ärzte ihren belasteten Kollegen gegenüber aus unterschiedlichen Gründen aufbrachten. Vieles deutet darauf hin. Möglicherweise bestand auch eine gewisse ‚Nähe' zwischen dem *Rassenhygieniker* v. Drigalski und Catel. Aber auf jeden Fall hätte Domagk, dem die Ergebnisse aus früheren klinischen Erprobungen bekannt sein müssen und die in das Volhardsche Gutachten nicht angemessen einfließen, seine Verantwortung für Tb I wahrnehmen und die klinische Erprobung bis zur Klärung der Todesfälle einstellen müssen. Oder war er, wie sein Biograf schreibt, *ungeduldig,* nachdem die Substanz schon seit 1943 bekannt war?[11]

Todesfällen kommt, muss offen bleiben. Hier werden nur die Todesfälle gezählt, die eindeutig auf Nebenwirkungen von Tb I zurückzuführen sind.

[10]Gerst [Seite 109 unten], S. 101: *Über damit durchgeführte Therapieversuche an Tuberkulose-Kranken vor Kriegsende ist nichts bekannt.* Geheimpräparat(e) I.G. Farben (Schreus) hat es im 3. Reich gegeben: ZB Mesudin, später Marfanil genannt [Proppe A (1993) Ein Leben für die Dermatologie. Diesbach, Berlin, S. 189 und Schreus H T (1942) Chemoprophylaxe des Gasbrandes V. Mitteilung. Klin. Wochenschr. 21, S. 14–17, hier S. 15]. Die tuberkulostatischen Thiosemicarbazone aus Elberfeld tauchen in der gesamten wissenschaftlichen Literatur bis 1946/1947 nicht auf.

[11]Grundmann E (2001) Gerhard Domagk – Der erste Sieger über die Infektionskrankheiten. LIT, Münster, S. 112. Kalkoff K W Die ersten Tuberkuloseheilungen durch Conteben – 25 Jahre danach. Der Hautarzt, 24, S. 546–550), datiert die Synthese des später Conteben genannten Präparats auf 1942.

Kapitel 9
Domagks *engster* Mitarbeiter

Wir schreiben den Winter 1944/1945. Aachen ist zu diesem Zeitpunkt längst gefallen. Die Medizinische Fakultät der Universität Münster, an der auch Domagk neben seiner Anstellung bei I.G. Farben/Bayer lehrt, war nach Bad Salzuflen im November 1944 auf Initiative des Rektors *des totalen Krieges* umgezogen.[1] Domagk schreibt am letzten Januartag 1945 einen Dankesbrief an Rektor Herbert Siegmund:

> *Magnifizenz! Aus den erhebenden, schönen Stunden in Salzuflen in die graue Wirklichkeit zurückgekehrt, möchte ich Ihnen, dem Herrn Dekan, Prof. Loebell* [Dekan und Freund, Sturmbannarzt und NSDAP-Mitglied, DS] *und allen anderen Kollegen noch einmal herzlichst danken für die große Freude, die Sie mir und meinen Mitarbeitern durch die hohen Ehrungen erwiesen haben. Wir trafen nachts um 4 Uhr wieder hier ein, haben unterwegs mehrere Stunden Schnee geschaufelt, aber wie gern taten wir es in Erinnerung an die schönen Stunden dort und in jeder Beziehung gestärkt. Ich war mit Herrn Kollegen Loebell um 5 Uhr noch mal im Kurhaus, um mich auch ein letztes Mal von Ihnen zu verabschieden, Ihnen zu danken und Sie nochmals zu beglückwünschen zu dem Aufbau, der Ihrer bewundernswerten Tatkraft* [gemeint ist die Verlegung der Universitätskliniken, D.S] *schon jetzt dort geglückt ist. Einen ganz besonderen Dank und die besten Wünsche auch für den Wiederaufbau Ihres eigenen Heimes möchte ich Sie bitten, auch Ihrer verehrten Frau Gemahlin zu übermitteln. Wie war die kurze Teestunde voller Gastfreundschaft und Herzlichkeit. Aus allem habe ich die Überzeugung mitgenommen, daß Sie als Rektor der vertriebenen Universität Münster die beste, deutsche Substanz erhalten werden und allen Ballast abstoßen, daß sie einst um so schöner, weisser, klarer hervortreten wird. Möchten wir alle noch Gelegenheit dazu haben, Ihnen dabei helfen zu können und den Aufstieg aus tiefster Not für unsere kämpfende Jugend und den Sieg mitzuerleben u. wenn das nicht, doch zu ahnen.*
> *Mit den herzlichsten Grüßen und Wünschen für Sie, Ihre Familie u. Ihre aufblühende Universität als Vorbild künftiger deutscher Hochschulen!*
> *Ihr G. Domagk*[2]

---

[1]Ferdinand U (2012) Die Medizinische Fakultät. In: Thamer H-U, Droste D, Happ S [Hrsg], Die Universität Münster im Nationalsozialismus. Aschendorff, Münster, S. 413–530, hier S. 519, 520.

[2]Universitätsarchiv Münster Best. 207, Nr. 217. Siegmund wie Loebell gehen aus der Entnazifizierung als Entlastete (Kategorie V) hervor.

Tags zuvor, am Tag der „Machtergreifung", hatte ihm (und wahrscheinlich ‚seinen' Chemikern Mietzsch[3] und Klarer) die Universität eine Feier zur Verleihung eines Ehrendoktors ausgerichtet – ihm, dem Ritterkreuzträger und Berater Karl Brandts (Generalkommissar des Führers für das Sanitäts- und Gesundheitswesen) seit 1944.[4]

Ein Jahr zuvor wollte die Philosophische Fakultät der Universität Greifswald, die ihn im Juli 1943 zum Ehrensenator ernannt hatte,[5] ihm die Ehrendoktorwürde verleihen. In einem der eingeholten Gutachten, ausgestellt von dem Leiter des Amtes Wissenschaft des NSDDB (Nationalsozialistischer Deutscher Dozentenbund) an die Parteikanzlei von Mitte November 1943, wird Domagk *politisch* als völlig einwandfreier und zuverlässiger Parteigenosse beurteilt.[6] Der Leiter des „Amtes für Wissenschaft" ist Gustav Borger, Professor für pathologische Anatomie in München und SS-Sturmbannführer.[7]

Es lässt sich nicht feststellen, ob es tatsächlich zu einer Verleihung eines Dr. rer.nat. ehrenhalber gekommen ist oder diese unterblieb, da entsprechende Unterlagen fehlen.[8] Dieses Ehrenpromotionsverfahren lässt sich von Juli 43 bis Februar 44 nachverfolgen.

---

[3]Mietzsch, der mit seinem Kollegen J. Klarer 1932 das erste Sulfonamid synthetisiert, ‚versorgt' auch Paul Wels, Professor in Greifswald und gleichzeitig an der Militärärztlichen Akademie in Berlin, Institut für Pharmakologie und Wehrtoxikologie (Gastherapeutische Abtlg.) während des Kriegs mit Präparaten. Hier werden Giftgasversuche an angeblichen Freiwilligen durchgeführt (Klee E (2015) Auschwitz, die NS-Medizin und ihre Opfer. Fischer, Frankfurt a. M., 6. Auflage, S. 271). Leiter dieses Instituts ist Wolfgang Wirth, *Cheftoxikologe und Giftgasexperte der Wehrmacht* [Klee E ([3]2011) Das Personenlexikon zum Dritten Reich. Wer war was vor und nach 1945. Fischer, Frankfurt a. M., S. 681]. Wirth kommt nach dem Krieg in die Pharmakologische Abteilung der Farbenwerke Bayer/Elberfeld.

[4]Domagk G (o. J.) Lebenserinnerungen (unveröffentlichtes Manuskript), S. 224, 250 [BAL (Bayer-Archiv-Leverkusen) 271–2. Wenn nicht anders angegeben, wird aus Bd. I zitiert.]. BAL Gerhard Domagk – Forschung u. Wissenschaft, Vermischtes, 1927–1964, 316/2.73, Hörlein an Brüggemann vom 12.05.1944. Domagk war zu diesem Zeitpunkt zB Mitglied der Leopoldina, Ehrenmitglied des Robert-Koch-Instituts (ernannt von Himmler). (Wahrscheinlich) Träger der goldenen Liebigmedaille/gedenkmünze und Robert-Koch-Preisträger.

[5]Domagk [wie Anm. 4], S. 200. Domagk wurde am 13.04.1944 das RK zum KVK von Karl Brandt in Elberfeld überreicht (BAL, Gerhard Domagk, Forschung u. Wissenschaft, Vermischtes, Hörlein an Brüggemann, 316/2.73).

[6]Institut für Zeitgeschichte München, MA 116 Rolle 4.

[7]Forsbach R (2018) Repression und Gleichschaltung (1933–1945). In: Geppert D [Hrsg] Forschung und Lehre im Westen Deutschlands 1918–2018, Geschichte der Universität Bonn, Bd 2. Vandenhoeck & Ruprecht, Göttingen, S. 135. Nach dem Krieg arbeitet Borger als Laborant und nicht mehr als Professor in München (Universitätsarchiv München, eMail vom 11.06.2019).

[8]Universitätsarchiv Greifswald, eMail vom 14.06.2019. Im Zuge des unmittelbar an das Ernennungsverfahren zum Ehrensenator sich anschließenden Ehrenpromotionsverfahrens für Domagk erklärt der Dozentenbundführer der Uni Greifswald Prof. Günter K.F. Schultze, Gynäkologe und SS-Hauptsturmführer, hierbei *keine personelle(n) Bedenken* zu haben (Universitätsarchiv Greifswald, K 5979). Abendessen auch mit G. Schultze (Domagk [wie Anm. 4], hier S. 200); Suicid von G. Schultze 01.05.1945 (Klee E [wie Anm. 3], hier S. 567). S. auch

9 Domagks *engster* Mitarbeiter

Mitte März 45 – die Amerikaner rücken rechtsrheinisch in Richtung Ruhrgebiet vor – bricht Domagk zu einer *kriegsnotwendigen Reise* nach Hamburg, Kiel und Hannover auf: *Bekämpfungsmaßnahmen der Wundinfektionen bei verwundeten Menschen und andere Infektionskrankheiten bei Menschen und in der Veterinär-Medizin*[9]. Ist damit eine Einberufung in letzter Minute gemeint? (In der Zeit seiner Abwesenheit erhält er nur 50 % seiner Bezüge von I.G. Farben).[10]

Er gerät in die Kriegswirren, findet keine Heimkehrmöglichkeit. Eine Rückreise wird Anfang Mai von der *englischen Militärregierung* nicht genehmigt. Stattdessen wird er von *hohe(n) amerikanische(n) Offiziere(n)* verhört und festgesetzt in seinem Sommerhaus bei Dahme/Holstein – ein halbes Jahr bis Anfang November 45 trotz Interventionen von I.G. Bayer.[11]

Leider gibt es hiervon keine Spuren in den National Archives in Washington DC., in denen Domagk hauptsächlich als Zeuge im „War Criminal"-Prozess in Nürnberg gegen seinen Vorgesetzten Heinrich Hörlein erscheint, der 1948 freigesprochen wird.[12] Es ist zu vermuten, dass Domagk als Prokurist und direkter Untergebener Hörleins – Direktor des Werkes in Elberfeld und selbst in Giftgasversuche involviert – festgesetzt wird. In Domagks Erinnerungen wird dieses halbe Jahr in der Formulierung versteckt, dass ihm *die Weiterarbeit im Laboratorium noch nicht möglich* gewesen sei.[13]

Susanne Doetz, Alltag und Praxis der Zwangssterilisation. Die Berliner Universitätsfrauenklinik unter Walter Stoeckel 1942–1944, Diss. 2010, S. 199–201 (www.diss.fu-berlin.de/diss/servlets/.../Die__Universitaetsfrauenklinik_e-Version.pdf, zugegriffen 14.11.2017). – Zwischen 1941 und 1943 erhält Domagk (wahrscheinlich) die goldene Liebiggedenkmünze und den Robert-Koch-Preis

[9]Zur Tierärztlichen Hochschule Hannover bestehen mindestens seit Domagks Einladung des NS-Dozentenbunds, Mitte 1942, intensivere Beziehungen. Richard Götze (1890–1955), berühmter Veterinär und dem Reichsveterinärführer und Duzfreund Hitlers Friedrich Weber freundschaftlich verbunden, hatte in seiner Funktion als Leiter des „Amt für Wissenschaft" eingeladen (Domagk [wie Anm. 4], S. 184/185; Niedersächsisches Staatsarchiv, Landesarchiv Hannover, Nds 171 Nr. 11593; Dtsch. Tierärztl. Wochenschr. (1942) 34, S. 51; Minden F v. (2013) Richard Götze (1890–1955). Dissertation, Tierärztliche Hochschule Hannover; Fastner R (2010) „Reichstierärzteführer" Dr. Friedrich Weber – Freikorpskämpfer, „Blutordensträger", Karrierist. In: Krauss M Rechte Karrieren in München. Von der Weimarer Zeit bis in die Nachkriegsjahre. Volk, München, S. 113–132). Ein weiterer Bekannter Domagks aus seinen Kontakten zur TiHo Hannover ist der Botaniker Siegfried Strugger (1906–1961), seit 1949 Ordinarius in Münster.

[10]BAL 316/2.73, Aktennotiz Br(üggemann) 08.10.1946.

[11]BAL Gerhard Domagk – Forschung u. Wissenschaft, Vermischtes, 1927–1964, 316/2.73, Aktennotiz, o.A. und o.D (wahrscheinlich Domagk) und Schreiben Lutter/Lange vom 08.02.1946. Auf einer Postkarte an den Pathologieprofessor Gruber vom 18.07.1945 schreibt er: *...Ich sitze z. Z. hier fest, konnte von Hamburg nicht mehr zurück und muß auf weitere Richtlinien einer Kommission warten. Hoffe, daß ich bald nach Elberfeld zurückkann ..."* (SUB Göttingen, Cod_MS_Gruber 1_5_5).

[12]National Archives, Washington D.C., RG 260 Entry A 1 Box 51, RG 249 War Crimes Index.

[13]Domagk [wie Anm. 4], Bd II, S. 3.

Auf der Homepage des Heimat- und Kulturvereins Dahme heißt es 2017 hierzu: *... Nicht lange nach dem Kapitulationstag kam ein Jeep am Leuchtturm vorbei und fuhr weiter zur Ecke in Richtung Domagks Haus, um den Professor Domagk aufzusuchen.* Nach der Darstellung von Jörg Domagk, Domagks jüngstem Sohn, war das Fahrzeug wohl eher ein Panzerspähwagen, gelenkt von einem *schwarzen Driver* (J. Domagk). *Ein Agent wollte Papa sprechen und verordnete Hausarrest, bis er ihn persönlich abhole. Ist nie gekommen. Hat sich ein Buch geliehen und nie zurückgebracht. Bei einer späteren zufälligen Begegnung sprach Papa ihn darauf an und ließ sich erklären, dass er das Buch noch besäße.*

Ein unvorhergesehenes zweites Treffen ereignete sich im März 1959 anlässlich der 15. Generalversammlung des japanischen Ärztekongresses in Tokio als eine ganz unerwartete Begegnung mit Professor Reese, der sich als amerikanischer Offizier vorstellte, der mich [Domagk] *1945 – wie er sagte – befreite ... Er erzählte mir, daß er den Band des Handbuchs der Inneren Medizin, in dem ich gerade las, als er mich „befreite", immer noch als Andenken besäße.*[14]

Domagks Biograf Grundmann fasst dieses halbe Jahr in die Worte: *Die Familie hatte Domagk, wenn es irgend ging, an die Ostsee nach Dahmeshöved ausgelagert... Domagks Haus* [in Wuppertal, DS] *war von englischen Soldaten bewohnt. Domagk hatte sich ein Nachtquartier im Werksgelände eingerichtet. Eine Rückkehr der Familie aus Dahmeshöved war zunächst nicht möglich. Domagk war froh, im Elberfelder Bayerwerk ein heiles Dach über dem Kopf zu haben.*[15]

Die Entnazifizierung Domagks durch die alliierte Militärregierung war noch nicht abgeschlossen, da meldete sich mit Walther Schultze, ein des Amtes enthobener Dermatologieprofessor und Klinikdirektor in Gießen 1935–1945, mit dem Domagk wissenschaftlich zusammengearbeitet hatte, und bat um eine entlastende Erklärung. Domagk selbst bekam Ende Januar 46 die Mitteilung, dass gegen seine weitere Beschäftigung keine Bedenken bestünden. Seine mannigfachen Auslandsreisen hatten zwar Aufmerksamkeit erregt, jedoch konnten die leisen Zweifel des interviewenden Obersts (*may be wrong, but this is my information*) beruhigt werden. Domagks fehlende NSDAP-Mitgliedschaft und sein „Bericht über die Verleihung des Nobelpreises" zerstreuten letzte Zweifel[16] und legten gleichzeitig die Grundlagen für die Legendenbildung um ihn.[17]

Seine Bescheinigung, die er für Schultze verfasste, dürfte diesen enttäuscht haben: Nur über die gemeinsame wissenschaftliche Zusammenarbeit äußert

---

[14]Grundmann E (2001) Gerhard Domagk – Der erste Sieger über die Infektionskrankheiten. LIT, Münster, S. 151. Hier korrigiert Domagk den ehem. amerikanischen Offizier: *Ach, der mich gefangennahm?* – https://www.wirliebendahme.de/dahmer-profile/nobelpreistr%C3%A4ger-prof-domagk/ (zugegriffen 18.10.19), eine Schilderung Jörg Domagks und seines Freundes vom Leben der Domagks in Dahmeshöved aus ihrer Sicht, auch wie der Hausarrest ausgesprochen wird.

[15]Grundmann E (2001) Gerhard Domagk – Der erste Sieger über die Infektionskrankheiten. LIT, Münster, S. 106, 107.

[16]LA NRW, Abteilung Rheinland, NW 1022-D, 8351.

[17]Ausführlich: Kap. 5.

Domagk sich lobend, im Gegensatz zu Hans Harmsens Bescheinigung ein Jahr später, die den überzeugten Naziaktivisten Schultze auch politisch zu entlasten versuchte. In einem Schreiben seines Rechtsanwalts von 1948 im Rahmen des Spruchkammerverfahrens wird Schultze als der *engste Mitarbeiter des Nobelpreisträgers Prof. Domagk* bezeichnet.[18] Doch erst 1950, als die Entnazifizierung längst in deutsche Hände übergegangen und milde, auch wegen des zunehmenden Ost-West-Konflikts, geworden war, konnte Schultze nach Bewährungszeit und Wiedergutmachungszahlung als Ordinarius, nicht jedoch als Hautklinikdirektor, wieder Beamter werden.[19] Albrecht Scholz zitiert in seinem Buch aus der Begründung der Medinischen Fakultät Gießen, weshalb Schultze 1935 berufen worden sei: *…ist politisch am Eindringen der Revolution in den Bereich der Hochschule entscheidend mitbeteiligt gewesen.*[20]

Wenn schon Domagks Zeugnis nicht unmittelbar zur politischen Entlastung Schultzes dienen konnte, so wollte man die wissenschaftliche Würdigung eines Nobelpreisträgers und ehemaligen Gestapo-Gefangenen[21] und Unbelasteten (Kategorie V) nutzen. Doch wie eng war die wissenschaftliche Beziehung Domagk – Schultze tatsächlich? Immerhin standen sich Beide so nahe, dass Schultze im Oktober 1945 in Elberfeld mit einem Sack Kartoffeln für Domagk erscheint – ihn jedoch nicht antrifft, weil dieser noch in seinem Sommerhaus festgesetzt ist.[22] Domagk erwähnt in seiner Bescheinigung eine Literaturstelle aus dem Jahr 1944.

---

[18]Hessisches Hauptstaatsarchiv 520/16 Nr. 7366, S. 20, 35, 96. Bisher ist eine solche Erklärung von Domagk in Entnazifizierungsakten über Personen aus seinem Umfeld nicht beschrieben worden, wenn von der über Hörlein abgesehen wird. Eine zweite, weitaus engagiertere Erklärung gilt seinem ehemaligen Lehrer aus Kieler Studienzeiten, Ernst Georg Konjetzny (1880–1957), seit 1935 Ordinarius in Hamburg, der schon früh Domagks Sulfonamide in die Chirurgie einführt (s. Kap. 4 Anm. 19). Konjetzny ist seit 1933 SA-Mitglied, seit 1934 FM SS, seit 1936 NSDDB, seit 1937 NSDAP-Mitglied. Domagk hält Konjetznys Entfernung aus der Universität *nicht nur im Interesse der Deutschen Universitäten, sondern der ganzen Welt* für einen Verlust, nicht ohne vorher dessen absolute Gegnerschaft zum Nationalsozialismus zu betonen (Staatsarchiv Hamburg 221–11, Ed 2803). 2016 beschließt der Senat, die Konjetznystraße in Hamburg wegen Konjetznys *Nähe zum Nationalsozialismus* umzubenennen nach der Sozialdemokratin Annie Kienast (1897–1984), die für ihren aktiven Widerstand gegen das NS-System und ihren Einsatz für den Wiederaufbau eines demokratischen Deutschland geehrt werden soll.
Die Entlastungszeugnisse Domagks (für Schultze und Konjetzny) wie auch Paul Martinis (hier für Gutzeit und Schulemann (s. S. 40) [Hulverscheidt M (2010) The Scientist-Entrepreneur or Financing in Pharmaceutical research – a Portrait of the Malariologist Werner Schulemann (1888–1975). In: Quirke/Slinn: Perspectives on twentieth century pharmaceuticals. Lang, Oxford, S. 121–148, hier 140 FN 57 und Niedersächsisches Staatsarchiv, Landesarchiv Wolfenbüttel, Nds 92/1 Nr. 16260, Erklärung vom 21.4.1947] gelten Medizinprofessoren, mit denen man – mit ihrer jeweils unterschiedlichen Nähe zum Nationalsozialismus – zusammengearbeitet hatte.
[19]Altmeyers Enzyklopädie: Walter Robert Schultze (https://www.enzyklopaedie-dermatologie.de/dermatologie/schultze-walter-robert-12901. Zugegriffen 30.04.2019).
[20]Scholz A (1999) Geschichte der Dermatologie in Deutschland, Springer, Berlin Heidelberg, S. 111, 347.
[21]LA NRW, Abteilung Rheinland RW Nr. 14040.
[22]BAL 316/2.21, Domagks Mitarbeiter Hackmann in einem Brief an ihn vom 22.10.1945.

Dort referiert Schultze einen Teil seiner *richtungsgebenden* und *an keiner einzigen Stelle der Welt* gefundenen Ergebnisse, so Domagk. Die Arbeit trägt den Titel „Die äußerliche Behandlung Hautkranker mit Sulfonamidgemischen."[23] Mit den Sulfonamidgemischen sind EPM-Pudergemische gemeint, bestehend aus **E**leudron, **P**rontosil, später **P**rontalbin, und **M**arfanil.

Weitaus mehr Aufmerksamkeit verdient eine im Bayer-Archiv gefundene, vierseitige, formlose Zusammenstellung vom 15.05.1944 eines klinischen Versuchs mit 77 Patienten. Es werden Angaben von Patientennamen, Diagnose (verschiedene Tuberkulose-Erkrankungen) und Behandlungsdauer (zwischen 1 und 540 Tagen, durchschnittlich ~ 48 Tage) mit *Marfanil-gelb* und *Marfanil-rot* mitgeteilt; zu den Behandlungsergebnissen werden keine Angaben gemacht. Den Ort des Versuches erfährt man nur, weil auf der Rückseite des letzten Blatts der Name der Klinik mit einem Stempel aufgedrückt ist: *Albert-Jesionek-Krankenhaus, Gießen*.[24] Dies ist eine Klinik für Tbc-Kranke, deren Leitung dem Direktor der Hautklinik der Universität Gießen obliegt: Walther Schultze.

Diese Zusammenarbeit wird später ausgelöscht werden. In Domagks Erinnerungen, heißt es: ... *1946/1947 führten unsere Arbeiten auf dem Tuberkulosegebiet experimentell zu so weitgehenden Ergebnissen, dass ich eine erste klinische Anwendung bei der Hauttuberkulose verantworten zu können glaubte.*[25] Von Walther Schultze ist keine Rede mehr; dabei begleitete er Domagk 1947 in der Klinik Hornheide bei den klinischen Versuchen mit tuberkulostatischen Präparaten (P 698, Q 242), die wenige Jahre zuvor in Gießen als Bestandteil von *Marfanilkörper(n)* getestet worden waren.

Marfanil-gelb ist eine Kombination aus Marfanil, (weißem) Prontalbin, Eleudron und einem dunkelgelben Thiosemicarbazonderivat (Be 1150=O 278). Wegen dessen schwerer chemischen Zugänglichkeit[26] werden die leichter zu synthetisierenden Thiosemicarbazonderivate *P 306, P 307 u. a.* eingesetzt.[27] Da letztere Präparate erst Anfang 1943 und später zur Verfügung stehen, die Versuche in Gießen jedoch Ende 1942 anfangen, wird mit O 278 begonnen. Mit *u. a.* sind wohl P 309, P 698 (das spätere Conteben), Q 242 gemeint, über die Domagk sagt: ... *die einzigen Präparate, die bisher am besten wirkten und für eine Weiterentwicklung von Interesse sind.*[28] Über die Applikationsart des

---

[23]Schultze W Die äußerliche Behandlung Hautkranker mit Sulfonamidgemischen. Med. Welt, 18 (1944), 477–480.

[24]BAL 316-003-201. Krankenunterlagen aus dieser Zeit existieren nicht mehr lt. e-mail vom 22.03.2019 der Hautklinik Gießen.

[25]Domagk [wie Anm. 4], Bd II, S. 4.

[26]Der Substituent, der diese schwere Zugänglichkeit bedingte, stammt aus der Übernahme und Modifizierung einer Substanz, eines Sulfon-thiosemicarbazons der französischen Firma Rhône-Poulenc (BAL 103–11.02).

[27]BAL Jahresbericht Domagk 1943, 103-011-002, S. 75, 76. Und BAL Pharm.-wiss. Labor Elberfeld, Schmidt-Schönhöfer, 103.17.E.2.0.

[28]BAL 316-003-201.

Kombinationspräparates schweigt sich die Zusammenstellung aus – sie wird zusammengefasst in dem Ausdruck, die Patienten seien *irgendwie mit einem Marfanilkörper* behandelt worden. Lediglich 14 Kinder mit Drüsentuberkulose seien nach einer Operation lokal behandelt worden – dies wird explizit mitgeteilt. Auch die chirurgische Universitätsklinik Gießen zeigte zur gleichen Zeit Interesse an einem *Sulfonamidpuder mit besonderer Zusammensetzung für die chirurgische Tuberkulose.*[29] Aufgrund der Diagnosen (*Haut-, Drüsen-, Knochen-, Venentbc*) muss davon ausgegangen werden, dass auch per os behandelt wurde.

Der Einsatz der *Marfanilkörper* ist angelehnt an die oben geschilderten EPM-Versuche.[30] Man kombinierte ein tuberkulostatisches Päparat (Thiosemicarbazonderivat) mit drei Sulfonamiden, wobei eines (Eleudron) bereits über einen schwach tuberkulostatischen Effekt verfügt. Die Kombination Marfanil mit Prontalbin hat sich bei der Behandlung des Gasbrands bewährt. Hier hoffte man, die bei der Tuberkulose häufigen Sekundärinfektionen erfolgreich zugleich bekämpfen zu können, weshalb diese Versuche unter *Staphylokokkeninfektionen* und nicht, wie man erwartet, unter *Tuberkulose* erscheinen.[31]

Domagk berichtet lediglich über MPEMb-Puder weiß und rot (Mb=ein Salz aus Marfanil und einem Naphthalinderivat) in seiner Arbeit über Forschungsergebnisse 1939–46, verliert aber über den gelben Marfanil-Puder kein Wort und damit über die Gießener Versuche mit *Marfanil gelb/rot.*[32] Das entspricht nicht seiner üblichen Praxis, von Versuchen zu berichten, gleichgültig welchen Ausgang sie genommen haben. Festzuhalten bleibt daher, dass klinische Tests mit einem Tuberkulostatikum, die in der Zeit des Nationalsozialismus nachweislich stattgefunden haben, nicht erwähnt werden.

Ab 1947/1948 gab man in klinischen Versuchen das Thiosemicarbazonpräparat als tuberkulostatisches Medikament allein, weil das Kombinationspräparat keinen zusätzlichen Nutzen zeigte. Es muss aber an dieser Stelle betont werden, dass die klinischen Versuche mit den Kombinationspräparaten (EMP+Thiosemicarbazon, E+Thiosemicarbazon) schließlich zum alleinigen Thiosemicarbazon führten. Die erste, vorläufige Heilung einer Hauttuberkulose mit E 698 (Eleudron+P 698, dem späteren Conteben) wird im Mai 1947 berichtet.[33]

---

[29]BAL 301-003-201.

[30]Im MEP-Puder Be 1166 sind die 4 Bestandteile zu gleichen Teilen gemischt. Be 1166 ist identisch mit P 309, hergestellt Anfang 1943. Im Januar 1944 ist in dem Archiv von dem in Aussicht genommen(en) Vorhaben von klinischen Stichversuchen mit B(e) 1166 die Rede; eine lokale Verträglichkeitsprüfung datiert vom 17.03.44 (BAL 316-003-201). Domagk berichtet bereits im Jahresbericht 1943 von *Versuchen mit P 306, P 307 u. a.*

[31]BAL 103-011-002, S. 76.

[32]Domagk G (1948) Auswertung der Sulfonamide und verwandter Verbindungen am Tiertest. In: Schönhöfer F [Hrsg] (1948) FIAT Review, Naturforschung und Medizin in Deutschland 1939–1946, Chemotherapie. Bd. 43, Dietrichsche Verlagsbuchhandlung, Wiesbaden, S. 153–182, hier S. 159.

[33]Moncorps C und Kalkoff K W (1947) Vorläufige Ergebnisse einer Chemotherapie der Hauttuberkulose. Med. Klin. 42, S. 812–816.

In der wissenschaftlichen Literatur tauchen die klinischen Versuche im Albert-Jesionek-Krankenhaus expressis verbis nicht auf. Im Domagk/Hegler (1944) werden die Thiosemicarbazone nicht erwähnt. Es verwundert, dass hier Domagk von den an keinem Ort der Welt vorhandenen *erforderlichen experimentellen Voraussetzungen* spricht, die für eine erfolgreiche Chemotherapie der Tuberkulose gegeben sein müssen.[34] Gleichzeitig aber laufen die klinischen Tests in Gießen schon seit Monaten.

Einzig Domagks Arbeit „Sulfonamide – Auswertung im Tiertest" redet von *günstig(en)* Beeinflussungen durch Thiosemicarbazone, die an die Versuche mit einem *Marfanilkörper* denken lassen.[35] Dies ist die einzige Arbeit Domagks überhaupt, in der man etwas über die in vivo-Versuche während des Krieges mit P 698, des späteren Tb I bzw. Conteben erfährt. Allerdings ruft er am Ende des Aufsatzes *erfahrene Kliniker* zu Versuchen mit *sulfonamidhaltigen Thiolen* [d. i. Eleudron, DS] ... *resp. mit geeigneten Thiosemicarbazonen* [zB P 698, Q 242, DS] auf.

Nach dem Krieg versuchte man diese frühe Thiosemicarbazonforschung von 1941–1945 vergessen zu machen. Vielfach werden die katastrophalen Umstände geschildert, die keine Tierversuche und damit keine wissenschaftliche Forschung erlaubten. Erst 1948 erscheint eine Arbeit von Domagk mit Tierversuchen, vor allem mit P 698 (Tb I).[36] In diesem Artikel wird zumindest der Eindruck erweckt, als seien die getesteten Präparate, die jetzt Tb I – Tb III heißen, erst nach dem Krieg synthetisiert worden, geschweige denn zwei von ihnen wohl in klinischer Erprobung (P 698 und Q 242) als Ersatz für Be 1150 = O 278 getestet.

Es ist kaum zu glauben, dass die klinischen Versuche mit dem *Marfanilkörper* nur am *Albert-Jesionek-Krankenhaus* in Gießen stattfanden, denn mit der Klinik Hornheide, die an die Universitätshautklinik Münster angeschlossen war, stand eine Lupusheilstätte mit geeigneten Patienten ,vor der Haustür'. In der Festschrift der Klinik Hornheide wird 2007 von klinischen Erprobungen in *verschiedenen Kliniken* gesprochen, bevor dieses Präparat im eigenen Haus selbst getestet worden sei.[37]

Domagks Biograf Grundmann versucht die erste Kontaktaufnahme zwischen Domagk und dem Direktor der Universitäts-Hautklinik Münster Carl Moncorps erst 1946, also nach dem Nationalsozialismus, stattfinden zu lassen.[38] (Es entbehrt nicht einer gewissen Ironie, dass Schultze, Domagks *engster Mitarbeiter,* zusammen mit Wirz und Mayr – beide gemeinsam v. Zumbusch-Schüler wie Moncorps – noch 1936 versucht hatten, seine, Moncorps', Berufung an eine

---

[34]Domagk G, Hegler C (1944) Chemotherapie bakterieller Infektionen. Hirzel, Leipzig, 3. Auflage S. 184.

[35]Domagk [wie Anm. 32], S. 153–182.

[36]Domagk G (1948) Die experimentellen Grundlagen einer Chemotherapie der Tuberkulose. Beitr. Klinik Tuberkulose, 101, S. 365–394.

[37]https://fachklinik-hornheide.de/fkhmp/fk-hornheide/content/e5/.../HH_Festschrift_ger.p..., hier S. 20. Zugegriffen 10.11.2018.

[38]Grundmann [wie Anm. 15], S. 113.

Universität für immer zu verhindern.[39,40]) Das ist wenig glaubhaft, weil Hundeiker diese Begegnung in Kriegszeiten sieht und eine Bekanntschaft Domagks mit Moncorps sehr viel früher wahrscheinlich ist.

Bei Hundeiker, dem ehemaligen Direktor der Klinik Hornheide, ist es noch *Bombenkrieg,* als der Freund und Universitäts-Kollege Domagks Helmut Loebell den Kontakt zu Moncorps anbahnt.[41] Die Devise von Kikuth, wonach bei Versuchstiermangel die klinische Prüfung vorläufig als ein erweiterter Laborversuch anzusehen sei,[42] gilt wohl auch für Domagk.

Aus der Tatsache, wie ausdrücklich Hundeiker[43] (für Versuche in den Kriegsjahren) und Grundmann[44] (für angeblich erste Versuche in Hornheide 1946) Wert auf die Feststellung legen, die Patienten seien vor dem Versuch aufgeklärt worden – eigentlich eine nicht erwähnenswerte Selbstverständlichkeit,[45] lässt jedoch an die menschenunwürdige Behandlung von Tuberkulosekranken im Nationalsozialismus denken.[46]

In der ersten Veröffentlichung zu den Thiosemicarbazonen überhaupt (1946/1947), die ganz ohne Jahreszahlen auskommt, schreiben Domagk et al. trotz oder gerade wegen vorhandener klinischer Versuche mit *Marfanil gelb/ rot* ab Ende 1942: *Folgerungen für die klinische Anwendung der neuen Verbindungen sind mit größter Vorsicht zu ziehen. Zunächst handelt es sich vorwiegend um in vitro-Effekte.*[47] 1952 lässt Domagk in einem Vortrag die Geschichte

---

[39]Universitätsarchiv München, PA-allgem-2334/2369. Moncorps, der in die Familie der Frau seines Lehrers eingeheiratet hatte, beteiligte sich nicht an der Denunziationskampagne gegen v. Zumbusch, hielt zu ihm und zog sich so den Hass von Naziaktivisten zu, wie zB von Walther Schultze, Wirz und Mayr. Moncorps, der schließlich Ende 37 im Wechsel mit Mayr nach Münster berufen wurde – es gab auch enthusiastische Gutachten – war zumindest ein opportunistischer Nationalsozialist: Er führt selbst in einem Schreiben von Anfang 38 an „Tätigkeiten i. d. NSDAP u. ihren Gliederungen" acht verschiedene Mitgliedschaften auf, u. a. FM der SS seit 1933, SA seit 1934 und Parteianwärter seit 01.05.37. Über die Leichtigkeit seiner Entnazifizierung s. Behnke H (1978) Semesterberichte. Ein Leben an deutschen Universitäten im Wandel der Zeit. Vandenhoeck & Ruprecht, Göttingen, S. 172.

[40]Wirz und Mayr praktizieren nach 1945 nur als niedergelassene Hautärzte: Grüttner M (2004) Biografisches Lexikon zur nationalsozialistischen Wissenschaftspolitik, Synchronverlag, Heidelberg, S. 116 und 184.

[41]Hundeiker M (2014) Gerhard Domagk (1895–1964) und die ersten Medikamente gegen Tuberkulose. Pneumologie 68, S. 394–396 und ders. (2014) Ein spannendes Kapitel der neueren Medizingeschichte: Gerhard Domagk und der Kampf gegen die Tuberkulose. Lymphologie in Forschung und Praxis, 18, S. 78–80.

[42]Weß L (1993) Menschenrechte und Seuchenpolitik – Zwei unbekannte Kapitel der deutschen Tropenmedizin. 1999: Z. Sozgesch. 20./21 Jhdt, S. 10–50, hier S. 29 Anm. 76).

[43]Hundeiker [wie Anm. 41], S. 395.

[44]Grundmann [wie Anm. 15], S. 115.

[45]Eben nicht selbstverständlich auch nach dem Krieg: Kap. 7.

[46]Schmitt A (2004) „Leuchten wir mal hinein…": Das Waldhaus Charlottenburg in Sommerfeld/Osthavelland 1905–1945. Dissertation, Charite Berlin, S. 154 (https://refubium.fu-berlin.de/bitstream/handle/fub188/1743/4_Kap4.pdf?sequence=5&isAllowed=y. Zugegriffen 09.09.2019).

[47]Domagk G, Behnisch R, Mietzsch F, Schmidt H (1946) Über eine neue, gegen Tuberkelbazillen in vitro wirksame Verbindungsklasse. Naturwissenschaften 33, S. 315 (erschienen Juni 1947).

der Thiosemicarbazone 1943 beginnen und unterschlägt damit die beiden vorangegangen Jahre.[48] Warum diese Jahre und die Entwicklung des späteren Conteben während des Krieges nicht in der Erinnerung vorkommen, dürfte daran liegen, dass eine Geschichte für das Conteben konstruiert worden ist, die weitgehend frei vom Nationalsozialismus ist. Selbst in den Erinnerungen Domagks finden die Entdeckung des ersten tuberkulostatischen, aber zu toxischen Thiosemicarbazons N 138 (1941) und des P 698 (1943) samt seiner Entwicklung zum Conteben keinen Platz.[49]

Doch mit der gewollten Festlegung der ersten Heilung mit E 698 (Eleudron+P 698) auf Mai 1947 und dem Erscheinen des ‚Thiosemikarbazonbuchs', in dem keine in vivo-Versuche der Kriegsjahre aufgeführt werden, konnte man allen Fragen nach der Vorgeschichte des Conteben ausweichen.[50] Ob es die erste Heilung ist oder, wie Hundeiker behauptet, schon 1943 zur ersten Heilung gekommen ist, bleibt unklar; letzteres ließe sich jedoch mit der Erprobung der *Marfanilkörper* im Albert-Jesionek-Krankenhaus und in der Klinik Hornheide vereinbaren.[51]

Die Angaben aus dem formlosen Schreiben des Albert-Jesionek-Krankenhauses sind zwar unvollständig, aber zusammen mit weiteren Funden aus dem Bayer-Archiv belegen sie die frühen, schon zu Kriegszeiten vorgenommenen klinischen Versuche mit Thiosemicarbazonen, die nicht erst, wie Domagk schreibt, 1946/1947 begonnen haben. Die Beantwortung aller weiteren Fragen im Zusammenhang dieser klinischen Versuche im Nationalsozialismus mit tuberkulosekranken Patienten muss offen bleiben. Allerdings wurde viel Aufwand bis hin zur offensichtlichen Fälschung betrieben, angefangen bei Domagk[52], über

---

[48]Domagk G (1952) Fortschritte der experimentellen Chemotherapie der Tuberkulose und Aussprache. In: Verhandlungen der Deutschen Gesellschaft für Innere Medizin. Springer, Heidelberg, S. 312–319, hier S. 340.

[49]Die Thiosemicarbazone N 128 und O 278 sind 1941 und 1942 von R. Behnisch synthetisiert worden. Weder seine Jahresberichte noch Laborjournale aus dieser Zeit sind vorhanden.

[50]Domagk G et al. (1950) Chemotherapie der Tuberkulose mit den Thiosemikarbazonen. Thieme, Stuttgart.

[51]http://www.wn.de/Muenster/Stadtteile/Handorf/2010/04/Erste-Heilung-von-Tuberkulose, zugegriffen 25.01.2018. Max Hundeiker, Leserbrief: Historical Background, Dtsch Arztebl Int 107 (2010), S. 435. In einer Mail vom 03.05.2018 bestätigt Hundeiker *1943*. S. auch: Hundeiker M (1995) 50 Jahre Tuberkulostatika. Internistische Praxis 35, S. 210–211. ‚Eine' Heilung hat es 1947 in der Klinik Hornheide tatsächlich und nachweisbar gegeben; der Name der Patientin ist bekannt. Grundmann verlegt das Datum auf 1946, der Name des Patienten ist identisch.

[52]Sein „Bericht über die Verleihung des Nobelpreises" (1945) schließt mit den Worten: *Seit dieser Verhaftung* [am 17.11.1939, DS] *wußte ich, daß ich auf Schritt und Tritt beobachtet wurde und daß jeder erneut auftauchende Verdacht gegen mich mir und meiner Familie zum Verderben gereichen würde. Eine Rehabilitation für das Geschehene erfolgte nicht.* Anfang 1949 konnte er dem Universitätskurator schreiben: *Vielen Dank für Ihr Schreiben vom 12.1., in dem Sie um meinen Kategorisierungsbescheid bitten. Ich habe mich bisher um einen solchen nicht bemüht und hatte auch nicht die Absicht, das zu tun, da ich weder der Partei noch einer ihrer Organisationen angehört habe ...* [Universitätsarchiv Münster Bestand 10 Nr. 1454 – Gerhard Domagk (1895-1964), Bl. 100].

Behnisch[53] bis hin zu Ehring und Grundmann, nicht zuletzt von der Bayer AG, um eine historisch korrekte Darstellung zu vermeiden.

Besonders in Grundmanns Domagk-Biografie wird versucht, das Datum der ersten Heilung auf das Jahr 1946 zurückzudatieren, weil – so ist wohl die Absicht – Prioritätsansprüche von PAS und Streptomycin zugunsten des Conteben verschoben werden sollten.[54] Die ‚erste' Heilung mit Conteben soll möglichst nahe bei Kriegsende, jedoch weit genug entfernt vom Nationalsozialismus sein: Mai 1946. Grundmann scheint sich des Risikos bewusst gewesen zu sein, wenn er die Mitarbeit Walther Schultzes sichtbar lassen würde: Er ließ eine Abbildung so schneiden, dass die Unterschriften Domagks und seines *engsten Mitarbeiters* Walther Schultze, der ihn bei den klinischen Versuchen in der Klinik Hornheide 1947 unterstützte, samt einer Grußadresse im Gegensatz zu 1973 und 1994 nicht gedruckt wurden.[55] Auf diese Weise glaubte Grundmann, die Entwicklungsgeschichte des Conteben frei vom Nationalsozialismus halten zu können.

Domagks unbestrittene Leistungen und deren Würdigung bes. im Deutschland der Nachkriegszeit müssen im geschichtlichen Kontext gesehen werden. Das Narrativ des ‚Gestapo-Inhaftierten' und der daraus resultierenden Opferrolle, die er einnehmen konnte und aus der er Autorität bezog, eigne(te)n sich in besonderer Weise zur Idealbildung: Er war Opfer, und dass er sich gut eingerichtet hatte, fiel nicht weiter auf – für die meisten Deutschen ‚endete' die Entnazifizierung mit der Übernahme einer Opferrolle – Opfer des Krieges und des Nationalsozialismus geworden zu sein – mit dem Nationalsozialismus hatten sie selbst wenig zu tun. Eine ‚Lichtgestalt' wurde begierig herbeigesehnt und aufgenommen. Eine britische, relativierende Stimme: *But in reality, Domagk did not discover, or invent Prontosil. It was an Elberfeld team effort aided and embedded in a sizeable contribution from Lady Luck.*[56]

---

[53]Behnisch R (1986) Die Geschichte der Sulfonamidforschung. MPS, Mainz, S. 64.
[54]Grundmann [wie Anm. 15], S. 120 und Kalkoff K W Die ersten Tuberkuloseheilungen durch Conteben – 25 Jahre danach. Der Hautarzt, 24, S. 546–550, hier S. 548.
[55]Kalkoff [wie Anm. 54], S. 548 und Kalkoff K W [†], Ehring F (1994) Die erste Tuberkuloseheilung mit Chemotherapie: Eine Lupuskranke in Hornheide. Pneumologie 48, S. 448–452, hier S. 452.
[56]Greenwood D (2008) Antimicrobial Drugs. Chronicle of the Twentieth Century Medical Triumph, Oxford University, Oxford, S. 71. Noch weiter geht der damals an der Universität Heidelberg tätige Pädiater und Vitaminforscher Paul György, der vor seiner Emigration 1933 mit Richard Kuhn und Theodor Wagner-Jauregg zusammenarbeitet. Lesch zitiert ihn aus seinem Affidavit von 1947 für Hörlein.... that Heinrich Hörlein should have received the Nobel Prize for the sulfa drugs rather than Domagk, because these medicines were the product of an orginzed, collaborative effort, of which Hörlein had been the architect, and Domagk himself had been one part [Lesch J (2007) The First Miracle Drugs: How the Sulfa Drugs Transformed Medicine. Oxford Uniiversity, Oxford. S. 289].

Kapitel 10
Resümee

Domagk war nicht nur ein deutscher Patriot. Nichts an den eingesehenen Unterlagen deutet darauf hin, dass er Nationalsozialist war. Nichtsdestoweniger: Er war Nutznießer des nationalsozialistischen Systems. Dieses brauchte für seine Ziele Forscher, die sich ihm gegenüber loyal verhielten. Für ihn als flammenden Deutsch-Nationalen schien dies selbstverständlich, ja man kann vermuten, dass er manche Ziele des NS-Systems teilte. Dafür zeigte es sich erkenntlich. Er war so eingebunden, dass er im In- wie im faschistischen Ausland persönlich geehrt werden konnte. Auch Domagks Gestapohaft, jetzt in einem neuen Licht, änderte nichts an seiner Karriere im NS-System, in dem er zur ärztlichen Elite Deutschlands gehörte und in Sachen der Infektionsbekämpfung zu einem gefragten Ratgeber wurde.

Es spricht alles dafür, dass Hitler, der seine Inhaftierung veranlasst hatte, nicht desavouiert werden sollte, sodass Domagk länger in Haft bleiben musste; ebenso ist die Begründung für die Verhaftung nachgeschoben. Er war in die Sulfonamidversuche im KZ Ravensbrück involviert, wenn auch unklar bleibt, ob er zuvor davon Kenntnis gehabt hat. Auf jeden Fall war er über das Ergebnis der Menschenversuche informiert. Er hat sich nicht gescheut, mit Medizinern, die ausgewiesene Nationalsozialisten waren bzw. mit staatlichen Institutionen zusammenzuarbeiten, sei es auf dem Gebiet der Sulfonamide oder dem der Tuberkulostatica, wenn ein medizinischer Fortschritt nur in Aussicht stehe. Für die Heeressanitätsinspektion versuchte er unermüdlich die Gasbrandtherapie zu verbessern, damit diese als obligate Behandlung in der Wehrmacht eingeführt werde. Sein Forschen galt dezidiert dem Wohl des deutschen Volkes und insbesondere den deutschen Soldaten im nationalsozialistischen Staat. Deswegen ist es bemerkenswert, dass er in seinem Brief an Hitler vorschlägt, das Preisgeld des Nobelpreises nicht nur für die Versorgung der deutschen, sondern auch der gefangen genommenen, ausländischen Verwundeten zu verwenden. Obschon er in gehobener Position in der zutiefst verstrickten I.G. Farben als Industrieforscher arbeitete, so fremd war ihm seine Involvierung in das NS-System, dass er sich als dessen Opfer sehen konnte. Domagk wurde nach dem 2.Weltkrieg zu einem, der die Zeit des Nationalsozialismus unbeschadet überstanden habe; seine Gestapohaft wurde als Beweis seiner Gegnerschaft angeführt. Dies konnte deshalb so lange aufrechterhalten werden, weil die Sehnsucht nach einem ‚Helden' und eigene und fremde Stilisierung einen schwer auflösbaren Pakt eingegangen waren.

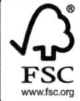

If you have any concerns about our products,
you can contact us on
ProductSafety@springernature.com

In case Publisher is established outside the EU,
the EU authorized representative is:
**Springer Nature Customer Service Center GmbH
Europaplatz 3, 69115 Heidelberg, Germany**

Printed by Libri Plureos GmbH
in Hamburg, Germany